ACERCA DEL AUTOR

Francisco Grande Covián (Asturias, 1909) es Doctor en Medicina y especialista en nutrición.

Miembro de numerosos consejos, comités y sociedades internacionales, su carrera profesional se ha desarrollado con brillantez tanto en España como en el extranjero. Su labor de investigación le ha llevado a publicar más de trescientos trabajos originales.

Es autor —entre otros títulos— de *Vitaminas y sistema nervioso*, *Las vitaminas* y *La ciencia de la alimentación*.

Para la impresión de este libro se ha utilizado papel ecológico sin cloro.

Colección: BOLSITEMAS

Paseo de la Castellana, 93. 28046 Madrid
Diseño de colección: Rudesindo de la Fuente
Fotografía de cubierta: Zardoya
Primera edición: junio de 1993
ISBN: 84-7880-283-5
Depósito legal: M. 15.337-1993
Compuesto en Fernández Ciudad, S. L.
Impreso en Grafiris Impresores, S. A.
Printed in Spain - Impreso en España

INDICE

Nähr dich, O Mensch, verständig! mit einem Wort erkenn dich.
Nach Liebig lern ermessen, was dir gebührt zu essen.
Als Wärmebildner merke, Fett, Zuckerstoff und Stärke,
Blutbildner sind in ganzen die Proteinsubstanzen.
Die erstern wie wir sehen, aus C, H, O bestehen,
Die letztern mannigfaltig, sind sämtlich stickstoffhaltig.
Und also isst und lebe, ersetzend dein Gewebe,
Und denk in alle Fällen, wie bild ich neue Zellen?

Canción de los estudiantes alemanes de la época
de Liebig (mediados del siglo XIX)

Aliméntate, Oh hombre, razonablemente, en una palabra,
[conócete a ti mismo.
Aprende a medir, con Liebig, lo que te corresponde comer.
Como formadores de calor anota, grasa, azúcar y almidón,
Formadoras de sangre son en general las sustancias proteicas.
Las primeras, según vemos, se componen de carbono, hidrógeno
[y oxígeno.
Las últimas, muy diversas, contienen todas nitrógeno.
Y así come y vive, renovando tus tejidos,
Y piensa en todos los casos ¿cómo formo yo nuevas células?

PROLOGO

Es evidente que la sociedad contemporánea muestra un interés creciente por los problemas de la nutrición y la alimentación del hombre. Esto parece indicar que va haciéndose cargo de las estrechas relaciones entre nutrición y salud, puestas de relieve por el impresionante progreso que han experimentado los conocimientos científicos de la naturaleza de los procesos nutritivos en los últimos doscientos años.

Desgraciadamente, este plausible interés, motivado sin duda por el legítimo deseo de disfrutar de una vida larga y sana, se acompaña de la proliferación de toda suerte de recomendaciones dietéticas basadas en mitos y creencias irracionales, con completo olvido de los principios establecidos por el estudio científico de la nutrición y, en no pocos casos, en flagrante contradicción con los conocimientos generalmente aceptados y sólidamente documentados que actualmente poseemos.

El público se ve literalmente bombardeado por toda clase de opiniones infundadas y contradictorias, y se encuentra de hecho en un lamentable estado de confusión, que le incapacita para distinguir la fantasía de la realidad.

Desde los tiempos más remotos, nuestros antepasados han atribuido a algunos alimentos las virtudes más extraordinarias que, sorprendentemente, aparecen más o menos disfrazadas en un buen número de los sistemas dietéticos actualmente en circulación. La credulidad del hombre en materia de alimentación es ilimitada. Muchos de nuestros conciudadanos creen a pies juntillas en las virtudes sobrenaturales que, sin razón alguna, se atribuyen a ciertos alimentos.

La continua aparición de nuevos regímenes alimenticios, destinados al parecer a curar todas las dolencias del género humano, es un fenómeno característico de nuestra época. Por fortuna, muchos de estos regímenes son olvidados al cabo de cierto tiempo para ser sustituidos por otros, lo que parece indicar que no han debido dar los resultados que de ellos se esperaban. Pero dada la tendencia de algunos de nuestros semejantes a probar todo lo que les parece nuevo, aunque en realidad no lo sea, y a confiar en la magia y el milagro para la solución de sus problemas reales o imaginarios, no es fácil oponerse con éxito a la aceptación que transitoriamente alcanzan las recomendaciones dietéticas más disparatadas.

Para poder salir del estado de confusión que nuestra sociedad padece es preciso que el público esté correctamente informado de los conocimientos que poseemos, así como de las limitaciones de dichos conocimientos. Para alcanzar este objetivo es posible seguir dos caminos: 1) Denunciar los errores que encierran las opiniones infundadas acerca de las propiedades de los alimentos y las necesidades nutritivas del organismo humano, actualmente en circulación; 2) Hacer llegar al público información correcta y racional acerca de los conceptos fundamentales de nutrición y alimentación que hoy poseemos, para que pueda juzgar por sí mismo lo que hay de erróneo en muchas de las opiniones que a él llegan.

La dificultad del primer camino estriba en que el número de disparates dietéticos, propagados por los más variados medios de información, es tan enorme que resulta poco menos que imposible ocuparse adecuadamente de todos ellos. Por otra parte, la obra del profesor Arnold Bender *(¿Salud o fraude?)*, recientemente traducida a nuestro idioma, se ocupa brillantemente de esta cuestión. No podría yo mejorar la precisión y el humor con que trata el problema.

El segundo camino es el que he tratado de seguir en esta obra. Es mi firme creencia que la difusión de los conocimientos científicos de nutrición y alimentación es el camino más eficaz para salir de la confusión en la que el público se encuentra sumergido. En consecuencia, la segunda parte de la obra está destinada a exponer los conceptos fundamentales que se derivan de dichos conocimientos. Intento dar en ella una descripción sucinta de las necesidades nutritivas del organismo humano y de las propiedades de los alimentos a las que se debe su papel en la satisfacción de dichas necesidades. El lector no encontrará en ella referencias a las propiedades mágicas de los alimentos, que sólo existen en la mente de quienes se las atribuyen. La nutrición no es un problema de magia.

Trataré también de las relaciones entre nutrición y salud, tal como son concebidas en la actualidad. En la primera parte, intentaré analizar críticamente algunos de los sistemas dietéticos populares en estos momentos, tratando de poner de relieve el componente irracional que hay en algunos de ellos. No pretendo ocuparme de todos los sistemas dietéticos criticables. Mi esperanza es que la crítica expuesta en las páginas que siguen sirva como ejemplo para que el lector pueda detectar por sí mismo los errores en que incurren otros sistemas dietéticos no específicamente considerados.

Son muchas las personas que de una forma u otra han contribuido a hacer posible la redacción de esta obra. Ante la imposibilidad de mencionarlas a todas ellas, quiero expresar mi agradecimiento a quienes de modo más directo han participado en su desarrollo.

En primer lugar, al profesor J. A. Vallejo-Nágera, de quien partió la iniciativa que la hizo posible. No sé en qué medida tuvo que emplear su profundo conocimiento de la psicoterapia para convencerme, pero es verdad que sin su estímulo esta obra no se hubiera escrito. Espero que no tenga que arrepentirse de ello.

En segundo lugar, a los profesores Gregorio Varela y Olga Moreiras. Muchas de las ideas que aparecen en esta obra son el resultado de conversaciones con ellos durante muchos años. Espero haber sabido interpretarlas correctamente.

Finalmente, deseo expresar mi agradecimiento al profesor Enrique Rojas Hidalgo, por la ayuda que sus *Principios de Dietética* me han prestado al redactar esta obra.

Enero de 1988

I. MITOS, ERRORES Y DIETAS EXTREMAS

EL MITO DE LA ALIMENTACIÓN «NATURAL»

Para muchas personas, la adición del adjetivo *natural* al nombre de un producto alimenticio basta para convertirlo automáticamente en un alimento dotado de extraordinarias propiedades nutritivas, de las que el mismo producto carece cuando no es objeto de tal calificación.

La realidad enseña, sin embargo, que dichas propiedades sólo existen en la imaginación de los creyentes en la llamada alimentación natural. La supuesta superioridad de los denominados alimentos naturales nunca ha podido ser científicamente documentada, y las propiedades arbitrariamente atribuidas a los alimentos así llamados son, muy frecuentemente, incompatibles con los conocimientos científicos generalmente admitidos en el momento actual.

Paradójicamente, el mito de la *alimentación natural* consiste, a fin de cuentas, en atribuir a los llamados *alimentos naturales* propiedades que son de hecho sobrenaturales, sin posible explicación racional.

La primera dificultad con que nos hallamos al enfrentarnos con el mito de la alimentación natural consiste en que no es posible definir con precisión aceptable qué es lo que debemos entender por alimento natural. En un sentido estricto, el calificativo *natural* sólo es aplicable a aquello que se produce espontáneamente, sin intervención de la mano del hombre. Tendremos, pues, que concluir que es prácticamente imposible encontrar en el mundo actual alimentos que merezcan esta calificación. Desde el comienzo de la agricultura y la domesticación de los animales, hace cosa de diez mil años, las especies vegetales y animales de las que derivamos nuestro diario sustento han sido seleccionadas y sometidas a distintos métodos de cultivo y crianza, con objeto de aumentar su productividad en las más variadas circunstancias y de hacerlas más apetecibles. Gracias a ello, nuestros antepasados pudieron comenzar a disfrutar de un suministro relativamente estable de géneros alimenticios; pudieron abandonar la vida nómada y comenzar el proceso que llamamos civilización. No puede pensarse seriamente que la humanidad vuelva a alimentarse, en estos momentos, de las plantas que crecen espontáneamente y de los animales salvajes. ¿Cuál sería la producción mundial de alimentos, si llevados por la creencia en la *alimentación natural* abandonásemos los métodos modernos de producción agrícola y ganadera? Estoy seguro que el lector podrá contestar a esta pregunta. Debo añadir, por mi parte, que antes del comienzo de la agricultura la duración de la vida de la mitad de la especie humana no pasaba de los veinte años, y el 90 por 100 de quienes superaban esta edad no llegaban a los cuarenta.

Pero, además, no todo lo que crece espontáneamente, sin intervención de la mano del hombre, es adecuado para nuestra alimentación. Las setas venenosas que crecen espontáneamente son, sin duda alguna, naturales en el más riguroso sentido de la palabra. Los ejemplos podrían multiplicarse. La cassava *(Manihot esculenta),* yuca o mandioca, que es un alimento utilizado en las regiones tropicales, contiene una sustancia que produce ácido cianhídrico. Este puede ser eliminado moliendo la raíz de la planta y dejándola secar al sol, o incubándola en agua antes de secarla. La cassava *natural* es tóxica; deja de serlo cuando deja de ser natural.

Cuando de alimentos se trata, el calificativo *natural* se emplea con frecuencia sin tener en cuenta el sujeto a quien el alimento se destina. La siguiente anécdota personal puede servir para poner de relieve este error, común entre los defensores de la *alimentación natural.* Hace cosa de un par de años, con motivo de ciertas manifestaciones mías, aparecieron en la prensa cartas de algunas personas en las que se intentaba defender la supuesta *alimentación natural.* En una de ellas, un caballero de ochenta y seis años de edad informaba cortésmente que disfrutaba de una excelente salud, que él atribuía a su alimentación con productos *naturales,* tales como la leche de vaca y los huevos de gallina. Dejando aparte la cuestión de si estos alimentos, tal como son producidos y distribuidos en la actualidad, merecen o no el calificativo de naturales, la cuestión que se plantea es si son o no naturales para el hombre. No tengo inconveniente alguno en admitir que la leche de vaca es el alimento específicamente diseñado por la naturaleza para servir de alimento al ternero durante la primera época de su vida, y que el huevo de gallina es el alimento diseñado por la naturaleza para servir de alimento al embrión de pollo, hasta que éste alcanza el desarrollo necesario para poder salir del cascarón y alimentarse por su cuenta. Pero es más difícil admitir que la leche de vaca y el huevo de gallina hayan sido diseñados por la naturaleza para servir de alimento a una persona respetable, que, evidentemente, no es ni un ternero ni un embrión de pollo. Dudo, en consecuencia, que puedan ser calificados de alimentos naturales para el hombre. Lo que no quiere decir, por supuesto, que tanto la leche de vaca como el huevo de gallina no sean alimentos excelentes para el hombre. Quiere decir, simplemente, que un determinado producto puede ser un excelente alimento para el hombre, aunque no haya sido destinado originalmente por la naturaleza a servir de alimento para nuestra especie, y no merezca, en buena lógica, el título de alimento natural para ella. Con mucha razón, los pediatras hablan de lactancia *artificial* cuando el lactante es alimentado con un producto dietético elaborado con leche de vaca. Así pues, si aceptamos la opinión de mi atento comunicante, tendríamos que admitir que la leche de vaca es un alimento *artificial* para el lactante, pero *natural* para el hombre de edad avanzada.

Las leches producidas por cada una de las 3.500 especies de mamíferos muestran notables diferencias en su composición, que, verosímilmente, reflejan diferencias en las necesidades nutritivas de los recién nacidos de cada una de ellas. La grasa es el componente más variable. La leche producida por la hembra del rinoceronte está prácticamente desprovista de grasa, mientras que la producida por los mamíferos marinos y algunos carnívoros polares posee un 50 por 100 o más de grasa. La leche de una especie de foca, la llamada foca gris *(Hallychoerus grypus),* contiene un 52 por 100 de grasa. No hay duda que la leche de la hembra del rinoceronte es el alimento *natural* para el rinoceronte recién nacido, y la leche de foca el alimento *natural* para la foca recién nacida, pero no me atrevería a considerar a ninguna de las dos como el alimento *natural* para el lactante humano.

La composición química de los alimentos

Si se exceptúa la leche materna, para los primeros cuatro a seis meses de la vida, ninguno de los alimentos que consumimos contiene la proporción adecuada de todas las sustancias nutritivas (o nutrientes) que son indispensables para nuestra nutrición. No hay, pues, razón alguna para creer que dichos alimentos hayan sido creados con la finalidad primaria de servir de alimento a nuestra especie. Debido a ello necesitamos incluir en la dieta diaria alimentos de distintas características, como repetiré varias veces.

Pero además, y esto es menos sabido, los alimentos que consumimos contienen numerosas sustancias perfectamente identificadas químicamente, que no son indispensables para nuestra nutrición. Una patata, por ejemplo, contiene unas 150 sustancias químicas diferentes. Menos de una tercera parte de ellas desempeñan un papel conocido en la nutrición humana. Algunas de estas sustancias, que yo suelo denominar *componentes no nutritivos* de los alimentos, contribuyen al aroma, sabor, color, etc., del alimento; pero, como he dicho, no desempeñan papel conocido en los procesos nutritivos y nunca ha podido demostrarse que sean indispensables para nuestra nutrición.

Algunas de estas sustancias son potencialmente tóxicas, pero afortunadamente se encuentran en muy pequeña cantidad y nuestro organismo posee mecanismos que le permiten, en condiciones normales, neutralizar su toxicidad. Es sorprendente que la preocupación de la sociedad actual por los aditivos alimenticios no se acompañe de una preocupación semejante por estas sustancias que podríamos considerar como *aditivos naturales*. Quizá los partidarios de la alimentación natural creen que por tratarse de aditivos naturales no pueden ser perjudiciales.

Las especies vegetales y animales de las que obtenemos nuestros alimentos estaban en el mundo mucho antes de la llegada a él de nuestra especie. Cuesta trabajo creer que hayan sido creados por una naturaleza previsora, en espera de la llegada de una especie que habría de tardar aún millones de años en aparecer sobre la Tierra. El bioquímico norteamericano F. M. Strong ha escrito: «Es una perogrullada decir que la naturaleza no ha diseñado los tejidos animales y vegetales con la finalidad primaria de servir de alimentos ideales para el hombre.» Por el contrario, ha sido el hombre quien, forzado por el hambre, se decidió a utilizarlos como alimentos.

COCINAR, HIZO AL HOMBRE.

Los hábitos alimenticios de nuestros remotos antepasados han estado determinados en cada momento por los alimentos que encontraban a su alcance. Porque, como ha escrito Darwin, el hombre primitivo se vio forzado a alimentarse con todo aquello que era capaz de masticar y tragar.

Durante más de dos millones de años nuestros antepasados se vieron obligados a cambiar repetidamente de hábitos alimenticios. El hecho de que nuestra especie haya sobrevivido, a pesar de tales cambios, demuestra que el hombre es capaz de satisfacer adecuadamente sus necesidades nutritivas con las más diversas mezclas de géneros alimenticios a su disposición. Es ilusorio pensar que la dieta consumida por nuestros antepasados en un determinado momento pueda ser considerada como la dieta *natural* del hombre, con exclusión de todas las demás.

Hace cosa de medio millón de años el hombre aprendió a utilizar el fuego y, andando el tiempo, aprendió también a emplearlo para cocer los alimentos. Gracias a ello, pudo utilizar para su alimentación productos que antes era incapaz de masticar y tragar, así como productos que contenían sustancias nocivas que podían ser destruidas por la cocción. De este modo pudo introducir una mayor variedad en sus hábitos alimenticios. El antropólogo norteamericano Carleton Coon (1954) ha propuesto que la cocción de los alimentos puede haber sido un factor decisivo en el tránsito de una forma de vida primariamente animal a otra más propiamente humana.

Pero la cocción de los alimentos plantea a mi juicio un problema muy grave para los creyentes en la *alimentación natural*. En la medida que en la cocción interviene la mano del hombre, puede decirse, con toda lógica, que un alimento cocido ha dejado de ser un alimento natural. ¿Creen los entusiastas de la *alimentación natural* que debemos volver a alimentarnos exclusivamente de alimentos crudos?

Pienso que el lector no tendrá dificultad para contestar por sí mismo a esta pregunta.

Es bien sabido que los hábitos alimenticios difieren notablemente de unos grupos a otros en el momento actual. Es evidente, pues, que el hombre puede satisfacer sus necesidades nutritivas, no sólo con las más variadas mezclas de géneros alimenticios, sino también con muy distintas combinaciones de alimentos preparadas con las técnicas culinarias más diversas.

Confusión, peligros y fraudes

El concepto de alimento, o dieta, *natural* contribuye sin duda a aumentar la confusión del público en cuanto a hábitos alimenticios se refiere. Los creyentes en la existencia de una dieta *natural* parecen estar en posesión de información de la que carecemos el resto de los mortales. Esto les permite clasificar los alimentos a su capricho, y es inútil buscar argumentos racionales que justifiquen tal clasificación. Algunos creyentes en la alimentación natural sostienen que un vegetal abonado con estiércol es un producto *natural,* mientras que el mismo vegetal abonado con un abono inorgánico no lo es. Esta sorprendente creencia, aparte de indicar una lamentable ignorancia de la nutrición de los vegetales, no encuentra apoyo alguno en los estudios realizados al efecto. Cuantos estudios conozco sobre la cuestión no encuentran diferencia significativa, en cuanto a valor nutritivo se refiere, entre los vegetales abonados con abonos orgánicos o inorgánicos.

Hay también quien cree que una vitamina, por ejemplo, que ha sido obtenida de una planta es superior a la misma vitamina obtenida en el laboratorio. Esta creencia indica una descomunal ignorancia de los conocimientos químicos más elementales y debe ser rechazada sin la menor contemplación. Cuando un químico establece la estructura de la molécula de una vitamina extraída de una planta, y la comprueba mediante la síntesis en el laboratorio, obtiene una vitamina cuya molécula es exactamente igual a la de la vitamina original y, por tanto, con las mismas propiedades físicas, químicas y biológicas. En cuanto yo sé, según señalo más tarde en esta obra, nuestro organismo es incapaz de distinguir entre la vitamina que existe en el alimento y la que se encuentra en un comprimido adquirido en la farmacia.

En algunos países (Inglaterra, Canadá) se ha tratado de restringir el uso del adjetivo *natural* aplicado a los alimentos, a fin de proteger a los consumidores. Las dificultades encontradas al intentar regular el uso del calificativo justifican la propuesta del doctor Bender, que recomienda eliminar el calificativo *natural* de la terminología relacionada con la alimentación y de la propaganda de los productos alimenticios.

Muchas personas, como decía al comienzo, creen que todo lo natural es beneficioso, sin pararse a pensar qué es lo que realmente se quiere decir con el calificativo. El problema, a mi juicio, no está tanto en debatir si existen o no alimentos que merezcan la calificación de *naturales* como en hacer ver que el calificativo no implica necesariamente la superioridad del alimento al que se aplica, desde el punto de vista de su valor nutritivo.

La creencia en la superioridad de todo lo natural, o de todo lo que pensamos que lo es, es a mi entender un reflejo de la creencia en el hombre como rey de la creación, a cuyo servicio está la naturaleza. Es una consecuencia de nuestra concepción antropocéntrica del universo.

Sería exagerado decir que la creencia en la alimentación *natural* constituye un peligro para la salud pública, pero puede serlo en ciertas circunstancias. Todos conocemos casos en los que el tratamiento de un paciente mediante una supuesta dieta *natural* impidió descubrir la enfermedad que le aquejaba y poner en práctica el tratamiento médico que quizá hubiera podido curarle.

El mayor peligro de la creencia en la alimentación *natural* se debe al empleo del calificativo con fines comerciales. Ocurre con frecuencia que el calificativo se aplica deliberadamente a géneros alimenticios de dudosa calidad, que no satisfacen en muchos casos las exigencias de la legislación vigente en la mayor parte de los países. Seducido por el calificativo, el público paga más por estos productos y pone en peligro su salud. La venta de tales productos alimenticios, calificados como naturales, sólo beneficia al vendedor y no al consumidor. Se trata, simplemente, de un fraude.

La dieta «separada» de Hay

La llamada dieta de Hay, o dieta separada, alcanzó popularidad en Estados Unidos durante los dos primeros decenios del presente siglo; pero se encuentra prácticamente olvidada en aquel país en la actualidad. No sería necesario ocuparnos de ella si no fuera porque, como el Ave Fénix, parece haber resurgido de sus cenizas, y es objeto de una activa propaganda que la presenta como una gran novedad dietética, sin reconocer abiertamente su procedencia, en algunos países europeos, España entre ellos.

La dieta de Hay es un buen ejemplo de sistema dietético en principio inofensivo, pero basado en conceptos completamente erróneos. Su aceptación por parte de algunas personas es una prueba más de la credulidad del público, dispuesto a aceptar cualquier dieta que considere nueva, por disparatados que sean los conceptos en que se basa. Por esta razón creo que es útil ocuparse brevemente de ella.

La dieta de Hay se basa en suponer que las proteínas y los hidratos de carbono no pueden ser digeridos y asimilados cuando se encuentran juntos en una misma comida, porque las primeras requieren para su digestión un medio ácido, mientras que los segundos requieren un medio alcalino. Recomienda, en consecuencia, el consumo de estos dos principios inmediatos en comidas separadas.

Esta idea es contraria a cuanto sabemos de la fisiología de la digestión. La experiencia diaria demuestra que el hombre es capaz de digerir y asimilar perfectamente dietas con las más variadas proporciones de proteínas e hidratos de carbono. Los agentes responsables de la digestión (enzimas digestivos) son exquisitamente específicos, y nada prueba que la actividad de los enzimas encargados de la digestión de los hidratos de carbono se vea perturbada por la presencia de los encargados de la digestión de las proteínas, o viceversa. La digestión de las proteínas, por ejemplo, se inicia en el medio ácido del estómago y se continúa en el medio alcalino del intestino. No hay, pues, razón alguna para pensar que nuestro aparato digestivo tenga la menor dificultad para digerir los hidratos de carbono y las proteínas que se encuentran juntos en las dietas habituales.

Afirma Hay que la naturaleza ha separado en los alimentos las proteínas de los hidratos de carbono, lo que tampoco es verdad. La leche materna, el único alimento que podemos considerar *natural* para el hombre, durante los primeros meses de su vida, contiene proteínas e hidratos de carbono, y lo mismo ocurre con otros muchos alimentos.

Hay resuelve esta dificultad clasificando los alimentos, de forma arbitraria, en alimentos hidrocarbonados y alimentos proteicos. El pan, por ejemplo, es considerado un alimento hidrocarbonado, olvidando que el pan blanco contiene entre un 7 y un 8 por 100 de proteínas. La leche de vaca es clasificada como alimento proteico, olvidando que contiene aproximadamente un 3,5 por 100 de proteínas y un 5 por 100 de hidratos de carbono (lactosa). Por tanto, después de invocar una inexistente *ley de la naturaleza,* Hay hace caso omiso de ella en su clasificación.

Hay supone, sin fundamento alguno, que muchas de las enfermedades del aparato digestivo y la nutrición son causadas por el consumo de dietas en las que las proteínas y los hidratos de carbono se encuentran juntos, cosa que en realidad ocurre en todas las dietas habitualmente consumidas por el hombre. Según Hay, muchas de las enfermedades que aquejan a la especie humana, incluso el cáncer, se deben a un *desequilibrio químico* ocasionado por el consumo de dietas en las que las proteínas y los hidratos de carbono se encuentran juntos. Todas estas enfermedades pueden curarse, según él, mediante su dieta *separada.*

Basta ver la lista de enfermedades cuya causa atribuye Hay al consumo de dietas en las que las proteínas y los hidratos de carbono están presentes al mismo tiempo, para comprender que sus ideas son insostenibles: anemia perniciosa, asma, enfermedades renales, diabetes, reumatismo, artritis, neuritis, úlceras de estómago y de intestino, toda clase de enfermedades digestivas, eczemas, bocio, toda clase de tumores y tuberculosis.

Los éxitos atribuidos a la dieta de Hay son fáciles de comprender en personas habituadas a comer desordenadamente y en exceso y a consumir bebidas alcohólicas en cantidad. Estas personas, cuando son sometidas a una dieta regular, en cantidad adecuada a sus necesidades de energía y con abandono de las bebidas alcohólicas, experimentan una mejoría de su estado nutritivo. Pero esta mejoría no se debe en modo alguno al consumo de proteínas e hidratos de carbono en comidas separadas en el tiempo. Es seguro que la misma mejoría se habría obtenido sin necesidad de separar los alimentos clasificados por Hay como alimentos proteicos o alimentos hidrocarbonados.

El organismo humano posee una maravillosa capacidad de adaptación. Los resultados atribuidos a la dieta de Hay muestran que el hombre puede satisfacer adecuadamente sus necesidades nutritivas con las dietas más variadas, siempre que el valor calórico de las mismas sea igual a las necesidades de energía del sujeto y que éstas estén compuestas por alimentos de distintas características, aunque no todos ellos estén presentes en la misma comida.

La dieta de Hay, en resumen, puede considerarse inofensiva, pero es ilusorio esperar de ella la curación de enfermedades tan diversas como las incluidas en la lista que acabo de presentar.

La dieta vegetariana y el vegetarianismo

La dieta vegetariana merece especial atención porque, aparte de ser consumida voluntaria o involuntariamente por numerosas personas, es un buen ejemplo de la confusión que se crea cuando se mezclan conceptos que pertenecen específicamente al campo de la nutrición con ideas desprovistas de significado desde el punto de vista de las necesidades nutritivas reales del organismo humano.

Por razones repetidas varias veces a lo largo de estas páginas, es evidente que para satisfacer adecuadamente las necesidades nutritivas del hombre la dieta debe contener alimentos de distintas características, representativos de cada uno de los seis grupos principales de alimentos habituales. Por ello, toda dieta que prescinda de un grupo importante de alimentos, como son los alimentos de origen animal, debe ser considerada con justificada reserva.

Muchas de las personas que se consideran a sí mismas vegetarianas consumen habitualmente, además de alimentos vegetales, leche y huevos; alimentos que son indudablemente de origen animal. La dieta lacto-ovo-vegetariana puede ser, de hecho, perfectamente satisfactoria desde el punto de vista nutritivo. El error consiste en llamarla dieta vegetariana, cuando en realidad no lo es. He aquí una evidente falta de lógica que no parece preocupar a muchos de los que se titulan vegetarianos, cuando son lacto-ovo-vegetarianos. Además, incluso la dieta vegetariana estricta (veganismo) puede ser adecuada para el adulto si se tienen en cuenta para corregirla sus evidentes limitaciones, de las que más tarde me ocuparé.

En mi opinión, los peores enemigos del vegetarianismo son los mismos vegetarianos, empeñados en atribuir a la dieta vegetariana virtudes imposibles de demostrar. Distingo dos clases de vegetarianos, a los que podríamos llamar, respectivamente, *apostólicos* y *heroicos*. En el primer grupo incluyo a aquellos vegetarianos cuyo entusiasmo por el vegetarianismo les lleva a dedicar su energía a hacer la apología y propaganda del mismo. Quizá se debe esto, en parte, al deseo de justificarse a sí mismos la adopción de este sistema dietético. Desgraciadamente, defienden el vegetarianismo con argumentos tan endebles, por no decir ridículos, que no deben extrañarse si no son tomados en serio. En el segundo grupo incluyo a aquellos que adoptan el vegetarianismo como forma de protesta contra la injusticia y la desigualdad social, olvidando que no hay nada heroico en ser vegetariano. Una buena parte de la humanidad está condenada, en el momento actual, al consumo de dietas prácticamente vegetarianas, y hace esfuerzos por disfrutar de una dieta omnívora.

El origen del vegetarianismo

En su clásica obra sobre *Geografía e historia de la alimentación* (1934) escribe K. Hintze que la literatura sobre el vegetarianismo se ha ido haciendo progresivamente más y más voluminosa. Pero esta literatura, añade, está escrita en su mayor parte por personas profanas en el campo de la ciencia de la nutrición y, en consecuencia, se encuentra tan llena de afirmaciones dogmáticas como escasa de conocimiento experto y de crítica racional.

El origen del vegetarianismo se atribuye al Budismo y las religiones primitivas de la India y se relaciona con la prohibición de sacrificar animales. Pero, en contra de lo sostenido por muchos vegetarianos, esta prohibición no se debe originalmente a un sentimiento de bondad y compasión hacia los animales. Según Tannahill, dicha prohibición está más bien relacionada con la doctrina de la transmigración de las almas. Esta creencia, que probablemente tiene su raíz en los mitos primitivos de la inmortalidad, sostiene que cuando una persona muere, si ha llevado una vida virtuosa, se reencarna en un nivel superior, mientras que si su conducta ha sido mala lo hace en uno inferior. Incluso el hombre de más bajo rango, si se comporta virtuosamente durante su vida, puede, tras un número de reencarnaciones, alcanzar el nivel más elevado y llegar a la felicidad eterna, liberándose del ciclo de la reencarnación. El más humilde insecto puede estar habitado, en un momento dado, por lo que pudo haber sido y puede volver a ser un alma humana. De aquí que algunas de las sectas hindúes aconsejasen a sus creyentes tener la precaución de comprobar si la manzana que iban a comer, por ejemplo, contenía un gusano o un insecto cuya muerte podrían causar al comer la manzana.

Es importante señalar la semejanza de estas creencias con las sostenidas por Pitágoras hace dos mil quinientos años. Pitágoras aconsejaba la alimentación sin carne: pero no todas las carnes estaban excluidas de la dieta pitagórica. Es curioso observar que mientras la literatura vegetariana se hace cargo de las relaciones entre el vegetarianismo y las religiones de la India, es mucho menos explícita en cuanto a las ideas de Pitágoras se refiere.

Así pues, la abstención del consumo de carne, en contra de lo que parecen creer muchos vegetarianos, no procede originariamente de un sentimiento de bondad y compasión hacia los animales. El vegetarianismo en la India fue frecuentemente una consecuencia de la necesidad y sólo a veces una virtud, según afirma Tannahill.

El antropólogo norteamericano Marvin Harris, que ha estudiado extensamente el origen de los tabúes relacionados con la alimentación, ha escrito lo siguiente: «Tanto los hindúes, como los occidentales, ven en los tabúes contra el consumo de carne en la India un triunfo de la moral sobre el apetito. Esto es, empero, una interpretación de los procesos culturales tan peligrosa como errónea. El vegetarianismo hindú no fue una victoria del espíritu sobre la materia, sino de las fuerzas reproductoras sobre las productivas.»

El auge del vegetarianismo en la India, según Harris, no se debió a que la espiritualidad de sus habitantes superase a la de los habitantes de otros países. Se debió a que la necesidad de intensificar la producción agrícola, el agotamiento de los recursos naturales y el aumento de la población, alcanzaron niveles más elevados que en ninguna otra región del mundo preindustrial, con la excepción del valle de México.

El vegetarianismo en la Edad Moderna

El vegetarianismo alcanzó cierta popularidad en Europa a partir de la segunda mitad del siglo XVIII, debido en parte a la idea, entonces dominante, del retorno a la naturaleza y a una vida más sencilla, y como reacción contra los excesos alimenticios de los poderosos.

El movimiento vegetariano se inicia en Inglaterra a comienzos del siglo XIX. Muchas personas pertenecientes a los círculos intelectuales y religiosos ingleses creían, como el poeta Shelley, que la dieta vegetariana conducía a la «virtud y la salud», mientras que el consumo de carne y de productos animales en general conducía a «la enfermedad, la superstición y el crimen». En 1809, un grupo de miembros de la Iglesia Bíblica Cristiana de Inglaterra juraron abstenerse del consumo de carne, constituyendo el primer grupo vegetariano de aquel país. En 1817, cuarenta y un miembros de este grupo se trasladaron a los Estados Unidos (Filadelfia), llevando con ellos el vegetarianismo a este país.

La principal figura del vegetarianismo norteamericano, y una de las más influyentes personalidades en el desarrollo del vegetarianismo, fue Sylvester Graham, un vigoroso defensor del pan integral elaborado con harina de trigo groseramente molido, en la que se incluían las envueltas del grano. Las galletas Graham, elaboradas con esta harina, son todavía populares en Estados Unidos.

Graham ha dejado varios escritos, entre los que destaca el libro: *Lecciones sobre la ciencia de la vida humana,* publicado en 1839. En esta obra se encuentran numerosas afirmaciones gratuitas, repetidas todavía por muchos vegetarianos en la actualidad y, en contraste con el título del libro, una carencia absoluta de datos científicos. Se dice en él, por ejemplo, que tres libras de *buen pan de trigo* poseen mayor *valor nutritivo* que seis libras de carne. No es fácil saber lo que Graham entendía por *valor nutritivo,* pero la realidad es que desde el punto de vista energético tres libras de pan suministran unas 3.600 kilocalorías, mientras que seis libras de carne (20 por 100 de grasa) suministran unas 7.500 kilocalorías. Al parecer, Graham no se había enterado todavía del desarrollo del concepto energético de la nutrición establecido por Lavoisier cuarenta años antes. Es posible ser indulgente con esta y otras afirmaciones igualmente erróneas si se tiene en cuenta que los datos referentes al análisis químico de los alimentos entonces existentes eran muy primitivos. Pero es más difícil justificar afirmaciones como la siguiente: «La enorme maldad, la atroz violencia y los crímenes de la humanidad que precedieron al diluvio universal indican, si no prueban, el consumo excesivo de alimentos de origen animal.» Si la causa de la maldad humana que motivó el diluvio, según Graham, se debía al consumo de carne, ¿por qué ordenó el Creador a Noé que incluyese una pareja de animales de cada especie en el arca? Parece ser que a Graham no se le ocurrió pensar que si la maldad de la humanidad era debida al consumo de carne, el Creador podía haber resuelto el problema por el sencillo procedimiento de ordenar a Noé que no incluyese parejas de animales en el arca.

Afirmaciones como la que acabo de comentar son frecuentes todavía en la literatura vegetariana, y, evidentemente, no contribuyen a dar credibilidad a la propaganda del vegetarianismo.

La principal figura del vegetarianismo en Inglaterra fue el médico londinense Lambe, que se hizo vegetariano, convencido de haber recuperado la salud después de haber abandonado el consumo de carne en 1806. Basándose en esta limitada experiencia individual, concluyó Lambe que todas las enfermedades somáticas se deben al consumo de productos animales y que todas ellas pueden curarse mediante la dieta vegetariana.

El auge del vegetarianismo en Inglaterra fue recibido con sorna en los países del continente europeo. Véase lo que a este respecto escribe el químico francés C. Payen, uno de los precursores en el estudio químico de los enzimas, en su obra sobre las sustancias alimenticias (4.ª edición, 1865): «Entre tanto en Inglaterra, ese país de excéntricos, se ve una hermosa y progresiva civilización que se mueve en todas direcciones en compañía de la barbarie. Una secta numerosa pretende excluir la carne de los animales del régimen alimenticio de la población; predica con el ejemplo y hace algunos prosélitos.»

Los efectos beneficiosos de la dieta vegetariana, según los vegetarianos

Es una creencia muy arraigada entre los vegetarianos que el consumo de alimentos de origen vegetal conduce a la virtud, la paciencia, la tolerancia, la bondad, la ecuanimidad y la vida contemplativa. El primer problema que esta creencia plantea es el de saber si estas admirables virtudes son la consecuencia o la causa del vegetarianismo. Ya hemos visto que, en contra de lo mantenido por muchos vegetarianos, el vegetarianismo no se origina por un sentimiento de bondad y compasión hacia los animales. De hecho, algunos antropólogos modernos, como Marvin Harris, creen que el amor a las vacas en la India no estimula el amor al hombre. Es evidente, por otra parte, que muchos vegetarianos estrictos actuales adoptan el vegetarianismo como consecuencia de su oposición al sacrificio de animales. La realidad parece ser por tanto que es su bondad la que les lleva al vegetarianismo, y no a la inversa.

Conocemos, por otra parte, ejemplos de vegetarianos cuya conducta no parece haber sido favorablemente influida por la dieta vegetariana. Adolfo Hitler era un vegetariano convencido, que atribuía la decadencia de nuestra civilización al consumo de carne. Seguía una dieta preparada por una cocinera vegetariana (Fraülein Manzialy), y cuando se irritaba con sus colaboradores les insultaba llamándoles *comedores de cadáveres (kadaverfressern).* Cualquiera que sea el juicio que merezca de la Historia, es evidente que Hitler no puede ser considerado como un ejemplo de tolerancia, de ecuanimidad y de paciencia.

Las relaciones entre alimentación y conducta han sido objeto de mucha especulación por parte de personas no especialmente versadas en el conocimiento científico de la nutrición. El gran gastrónomo francés Brillat-Savarin decía en uno de sus aforismos más conocidos: «Dime lo que comes y te diré quién eres.» Creía que los hábitos alimenticios del hombre eran un reflejo de su personalidad. El filósofo alemás Ludwig Feuerbach pensaba, por el contrario, que el hombre y su conducta eran el resultado de su alimentación, y expresaba esta idea con el juego de palabras: «Der Mensch ist was er isst» (El hombre es lo que come). Sostenía Feuerbach que si queremos hacer mejores a las personas, debemos alimentarlas mejor, en vez de predicar contra el pecado. Feuerbach estaba preocupado por el fracaso de la revolución alemana de 1848, que él atribuía al elevado consumo de patatas de la población germánica. «La sangre de patata —escribió— no es apta para hacer revoluciones.» Pensaba, en cambio, que las judías aumentaban la capacidad combativa del hombre, y preconizó el consumo de esta leguminosa como medio para elevar la combatividad del pueblo alemán.

No será necesario añadir que ni Brillat-Savarin ni Feuerbach poseían los conocimientos de nutrición que hoy poseemos.

Existe en la actualidad considerable interés por el estudio del posible papel de la dieta en el desarrollo de las funciones superiores del sistema nervioso. Algunos aminoácidos contenidos en las proteínas de los alimentos son precursores de ciertas sustancias (neurotransmisores) que intervienen en la transmisión de los impulsos nerviosos en el sistema nervioso central; pero los conocimientos que poseemos no son suficientes para explicar satisfactoriamente las relaciones que puedan existir entre la alimentación y la conducta humana. La realidad es que no conocemos ningún alimento, o combinación de alimentos, capaz de hacer virtuosas o sabias a las personas que no lo son.

Siguiendo a Lambe, a quien antes me he referido, los defensores del vegetarianismo sostienen que la dieta vegetariana es capaz de curar todas las enfermedades que afligen a la especie humana. Huelga decir que tan extrema opinión es inadmisible. Quienes la sostienen deberían comprender las razones que asisten a quienes la ponen en duda. Deben comprender también la oposición que sus ideas encuentran en la clase médica. La adopción de la dieta vegetariana como medio de curar una enfermedad puede impedir que ésta sea tratada racionalmente, con los medios que la medicina moderna pone a nuestro alcance.

La dieta vegetariana y el conocimiento científico de la nutrición

Las limitaciones de la dieta vegetariana se deben principalmente a la inferior calidad nutritiva de las proteínas vegetales y a la ausencia de vitamina B_{12} en los alimentos vegetales.

Se sabe desde comienzos de siglo que las proteínas vegetales contienen en general una menor proporción de algunos de los aminoácidos indispensables para nuestra nutrición, que las proteínas animales. Gracias al fenómeno de la suplementación, hoy bien conocido, es posible obtener mezclas de proteínas distintas que se comportan como una proteína de buena calidad, desde el punto de vista nutritivo. La adición de proteínas de buena calidad, como las de la leche y el huevo, a una dieta vegetariana, transforma ésta en una dieta satisfactoria. Por esta razón, como ya se ha dicho, la dieta lacto-ovo-vegetariana es aceptable en principio.

La dieta vegetariana plantea problemas más difíciles en el caso del niño. Mientras que las recomendaciones dietéticas cifran en 0,8 g. de proteínas por kilogramo de peso por día la cantidad de proteínas que debe contener la dieta del adulto, esta cifra se eleva 2,2 g. en el caso del recién nacido. Pero, además, el recién nacido necesita proteínas de mejor calidad que el adulto, y es difícil obtener una mezcla de proteínas vegetales que contenga la proporción de aminoácidos indispensables adecuada para el niño en crecimiento, sin elevar indebidamente el consumo total de proteínas. No se olvide además que, aunque el suministro de proteínas sea adecuado, éstas no pueden ser eficazmente utilizadas para el crecimiento a menos que estén adecuadamente cubiertas las necesidades de energía. Algunos vegetarianos se resisten a admitir estos razonamientos, a pesar de estar basados en datos bien documentados de la literatura científica. Hace cosa de dos o tres años recibí una carta un tanto agresiva de un vegetariano perteneciente a una agrupación de vegetarianos de una provincia española; en ella se incluía un artículo suyo en el que trataba de refutar tales argumentos. Como base de su refutación, refería una observación de Marco Polo según la cual los niños de una determinada tribu de Asia visitada por el famoso viajero italiano disfrutaban de excelente salud y buen desarrollo físico. Dejando aparte la dudosa autoridad de Marco Polo en materia de nutrición infantil, tuve la curiosidad de buscar en sus viajes los comentarios acerca de la tribu en cuestión. No pude encontrar en ellos referencia alguna al estado de los niños. Deduzco, en consecuencia, que la afirmación atribuida a Marco Polo es una invención del referido vegetariano.

El problema de la ausencia de vitamina B_{12} en la dieta vegetariana estricta no es menos importante. Esta vitamina es indispensable para el hombre; su carencia causa anemia perniciosa y graves alteraciones del sistema nervioso (degeneración subaguda combinada de la médula espinal, conocida también con el nombre de *síndrome neuroanémico*).

Esta vitamina no existe en los vegetales, aunque algunos vegetarianos sostengan lo contrario. No conocemos en los vegetales ninguna reacción en la que intervenga dicha vitamina o sus derivados. En nuestro mundo, la vitamina B_{12} es sintetizada por las bacterias. Los animales hervíboros la reciben de la flora bacteriana de su aparato digestivo, mientras que los carnívoros la reciben de la carne que comen, aparte de la que pueden recibir de su flora intestinal. En el caso del hombre, se ha demostrado que las heces fecales contienen cantidades importantes de vitamina B_{12}; pero esta vitamina es absorbida en el final del intestino delgado, por lo que es dudoso que la formada en el intestino grueso sea útil para él. Las medidas de vitamina B_{12} en la sangre de vegetarianos estrictos han demostrado concentraciones de la misma inferiores a las encontradas en sujetos omnívoros, aunque no ausencia de la vitamina. Parece pues aconsejable que las personas sometidas a una dieta estrictamente vegetariana reciban un suplemento de vitamina B_{12}.

Otras limitaciones de la dieta vegetariana se refieren al suministro de minerales indispensables. La leche es la principal fuente de calcio en las dietas habituales. Una vez más, la dieta lacto-ovo-vegetariana tiene, en principio, resuelto este problema, que se plantea en los vegetarianos que prescinden de la leche. Las formas más extremas de vegetarianismo, en las que la alimentación se compone exclusivamente de granos de cereales groseramente triturados, difícilmente pueden satisfacer las necesidades de calcio. Tales dietas, al incorporar las envueltas del grano, hacen más difícil la absorción de calcio, porque existe en ellas una sustancia (ácido fítico) que forma compuestos insolubles de calcio, impidiendo la absorción del mismo por el intestino. Dichas dietas, además, carecen de vitamina D, que es necesaria para la absorción del calcio. Un problema semejante se plantea en relación con el hierro, que también forma compuestos insolubles con el ácido fítico.

La carencia de hierro produce anemia (anemia ferropénica), hecho bien conocido desde principios de siglo. La leche no resuelve este problema, porque su contenido de hierro es bajo. Además, el hierro contenido en los alimentos de origen vegetal es peor absorbido en el intestino que el hierro contenido en la carne y las vísceras. En estos últimos alimentos el hierro se encuentra en forma hemínica, como ocurre en la hemoglobina de la sangre y la mioglobina del músculo, fácilmente absorbible. Los vegetarianos deben vigilar, por tanto, el contenido de glóbulos rojos y hemoglobina de su sangre, y tomar las medidas necesarias para evitar la producción de anemia ferropénica.

Las formas extremas de vegetarianismo, de las que más tarde me ocuparé, al limitarse sólo a un cereal, hacen imposible el fenómeno de la suplementación y son, por tanto, deficientes en proteínas de buena calidad. Son también deficientes en vitamina C.

Muchos vegetarianos insisten en que el vegetarianismo contribuye a la prolongación de la vida; pero no ofrecen en general datos fehacientes capaces de documentar esta afirmación. Estudios recientes, sin embargo, indican que algunos vegetarianos muestran menor mortalidad por enfermedades cardiovasculares que las personas omnívoras. Dos estudios deben ser mencionados a este respecto.

El primero de dichos estudios fue realizado en la Universidad de Loma Linda (California, 1968) sobre 24.044 adventistas del Séptimo Día. La mitad de ellos eran lacto-ovo-vegetarianos. Los resultados de este estudio muestran que la mortalidad coronaria de los adventistas es inferior en un 28 por 100 a la mortalidad coronaria media de la población de California, para individuos de treinta y cinco a sesenta y cinco años. La mortalidad es aún menor para los adventistas de más de sesenta y cinco años. Esta menor mortalidad coronaria se debe, en parte, a que los adventistas no fuman.

Cuando se comparan adventistas vegetarianos con adventistas que no lo son, se observa también un riesgo menor de muerte coronaria en los varones vegetarianos menores de sesenta y cinco años. Pero no hay diferencia de mortalidad coronaria entre los adventistas vegetarianos y no vegetarianos para los varones mayores de sesenta y cinco años ni para las mujeres, cualquiera que sea su edad. Las mujeres adventistas que practicaban el vegetarianismo estricto mostraron, de hecho, mayor mortalidad coronaria.

El otro estudio fue realizado en Gales (1982) sobre 10.943 personas en las que se estudió la mortalidad coronaria durante siete años, en relación con su dieta habitual. En este estudio se observó una asociación negativa entre vegetarianismo y mortalidad coronaria en el caso de los varones, como en el estudio anterior. Es de notar que en este estudio el consumo de leche y derivados de la misma era prácticamente igual para los vegetarianos y los no vegetarianos.

En este estudio se investigó también la relación entre mortalidad coronaria y el contenido de material no digestible de la dieta (lo que habitualmente llamamos *fibra*), procedente principalmente del consumo de pan integral. Los resultados no mostraron efecto protector alguno del consumo elevado de fibra, en cuanto a mortalidad coronaria y otras causas de muerte se refiere.

En resumen, pues, la dieta vegetariana parece conferir una cierta protección frente a la mortalidad coronaria en varones menores de sesenta y cinco años, pero no en varones de mayor edad o en mujeres. Esta protección no parece debida al mayor consumo de material no digestible (fibra) por los vegetarianos.

Debe tenerse en cuenta, finalmente, que los resultados de estos dos estudios no prueban definitivamente que la abstinencia de carne sea la causa única de la menor mortalidad coronaria observada. Otros factores, como el menor consumo de grasas saturadas y el mayor consumo de otros alimentos, pueden haber contribuido a estos resultados, aparte de otros factores no identificados, relacionados con el género de vida de las personas que adoptan la dieta vegetariana.

Los estudios realizados sobre grupos de población en los que se supone que existe una elevada proporción de centenarios han dado lugar a una voluminosa literatura y a numerosas especulaciones. La dificultad para interpretar los resultados de estos estudios se debe a la imposibilidad de establecer con exactitud la edad real de los supuestos centenarios. Uno de estos grupos habita en Vilcabamba (Ecuador) y su descubrimiento en 1973 despertó gran interés, porque la edad de los supuestos centenarios parecía documentada por sus partidas de bautismo. Más tarde pudo comprobarse que las partidas de bautismo pertenecían en realidad a los padres de aquéllos. En todo caso, el estudio de los hábitos alimenticios de estos distintos grupos de supuestos centenarios no suministra información capaz de explicar la mayor longevidad que se les atribuye.

La propaganda en cuanto al pretendido papel de la dieta vegetariana como medio de prolongar la duración de la vida tendría mayor credibilidad si tuviese en cuenta la información objetiva, pero escasa, que poseemos, en vez de atribuir a la misma virtudes nunca demostradas de forma convincente.

Evidentemente, la carne no es indispensable para la nutrición del hombre, pero es un valioso componente de las dietas consumidas por muchas poblaciones que gozan de buena salud, y no ejerce en sujetos normales los efectos nocivos que el vegetarianismo le atribuye. El vegetariano a quien antes me he referido argumentaba que la carne tiene creatina y preguntaba: ¿para qué queremos creatina? Esta pregunta parece indicar que quien la formula ignora que la creatina es un componente normal del tejido muscular, en cuyo metabolismo desempeña un importante papel. Nuestro organismo sintetiza diariamente más de un gramo de creatina. ¿Qué mal puede producir el consumo de unos cuantos miligramos más, contenidos en una ración de carne?

El clásico estudio de Orr y Gilks (1931) sobre dos tribus africanas demostró que los Masai, que se alimentan principalmente de carne, leche y sangre, y que ingieren unos 300 g. de proteínas por día, muestran un excelente desarrollo físico, son extremadamente vigorosos y no parece que el consumo de tan elevada cantidad de productos animales constituya un peligro para su salud.

En resumen, pues, la dieta lacto-ovo-vegetariana es en principio aceptable, y puede ser beneficiosa para personas con alto riesgo de padecer enfermedad coronaria. Pero es preciso rechazar de plano las indocumentadas afirmaciones que sobre la dieta vegetariana se hacen, atribuyéndole virtudes nunca demostradas.

La dieta macrobiótica Zen

Se trata de una forma extrema de vegetarianismo, combinada con ideas derivadas de la filosofía Zen-budista, que ha encontrado aceptación entre los creyentes en la alimentación *natural* y los alimentos *biológicos,* así como entre muchos descontentos con el orden social establecido y la moderna industria de la alimentación.

Debo recordar que la palabra Macrobiótica alude a la vida larga que seguramente esperan de su uso, equivocadamente como veremos, muchos de sus adeptos. La palabra fue usada por Pitágoras hace dos mil quinientos años y, a fines del siglo XVIII, fue utilizada por el autor alemán Hufeland como título de su famoso tratado sobre la prolongación de la vida.

No es, pues, una idea nueva, aunque muchos de sus defensores lo crean así. La novedad de la dieta macrobiótica actual consiste en la incorporación a los principios dietéticos de los conceptos de la filosofía Zen, principalmente por George Oshawa (1893-1966). De acuerdo con esta filosofía, los alimentos son clasificados en dos categorías: Yin y Yang. Los alimentos Yin son pasivos, mientras que los Yang son activos. La salud y el bienestar físico y mental dependen del equilibrio entre el Yin y el Yang, a cuyo mantenimiento contribuye la proporción adecuada entre las dos clases de alimentos. En este sentido, la macrobiótica es una forma simplificada de la idea hipocrática de los cuatro elementos.

El cocinado de los alimentos es Yin, pero el cocinado lento es Yang, por razones incomprensibles para el no iniciado. La carpa, las almejas, la sandía, las patatas, las ciruelas, el azúcar, la miel y el ajo, son Yin; la carne de caballo, los huevos de gallina y de pato, el cerdo y el caviar son Yang. Los granos de cereales y las hortalizas y verduras ofrecen el mejor equilibrio entre el Yin y el Yang. Incluso las vitaminas son clasificadas como Yin o Yang. La mayoría de las vitaminas del grupo B y la vitamina C son Yin, mientras que las liposolubles (A, D, E y K) y la B_6 son Yang.

El lector comprenderá que esta clasificación carece de sentido alguno desde el punto de vista del conocimiento científico de la nutrición. Quizá la tiene para los creyentes en la filosofía Zen, mas como yo no soy experto en los conceptos de esta filosofía, espero que el lector me perdone si no me ocupo de esta cuestión.

Según Oshawa, no hay enfermedad que no pueda curarse empleando alimentos *naturales* y restringiendo el agua de bebida. «Ninguna enfermedad es más fácil de curar que el cáncer, mediante el empleo de la dieta macrobiótica de grado 7», afirma. Más adelante me ocuparé de ella. Oshawa dice también que ningún macrobiótico debe morir de apendicitis si emplea esta dieta. El lector habrá advertido que estas ideas de Oshawa hacen caso omiso de los conocimientos médicos actualmente vigentes.

Por si todo esto fuera poco, sostiene Oshawa que el organismo humano es capaz de llevar a cabo la transmutación de los elementos químicos. Así, por ejemplo, afirma que nuestro organismo puede producir potasio (peso atómico 39) a partir del sodio (peso atómico 23) y el oxígeno (peso atómico 16). Semejante desatino supone una increíble ignorancia de los conocimientos de la química, y una negación del sentido común. Es difícil comprender la aceptación que estas fantasías encuentran por parte de algunas personas.

Características de la dieta macrobiótica y consecuencias de su empleo

El sistema macrobiótico preconizado por Oshawa consiste en una serie de diez dietas, que van de menos tres a más siete. Las cinco primeras (— 3 a + 2) incluyen cantidades decrecientes de alimentos de origen animal. Las dietas restantes (+ 3 a + 7) son exclusivamente vegetarianas y contienen cantidades crecientes de granos de cereales hasta llegar a la dieta siete. Esta se compone exclusivamente de granos de cereales groseramente triturados. Se recomienda, además, una reducción del agua de bebida para todas las dietas.

Las dietas de — 3 a + 2 no difieren fundamentalmente de las dietas empleadas por algunos vegetarianos, por consiguiente no debo añadir aquí nada a lo dicho al hablar del vegetarianismo.

La dieta siete, que como se ha dicho, consiste exclusivamente en granos de cereales, es deficiente en proteínas, y éstas son de baja calidad, debido al bajo contenido de lisina de las proteínas de los cereales. Al utilizar solamente granos de cereales no hay posibilidad de suplementación proteica. Por las razones expuestas al hablar de la dieta vegetariana, la dieta siete carece de vitamina B_{12}, así como de las vitaminas C, A y D. La dieta posee un bajo contenido de calcio y de hierro, y la absorción de estos dos metales está dificultada por la presencia de ácido fítico en las envueltas del grano, según señalé anteriormente.

No es, por tanto, sorprendente que se hayan descrito en la literatura médica repetidos casos de muerte en personas sometidas a la dieta macrobiótica. Las deficiencias nutritivas detectadas entre los consumidores habituales de la dieta macrobiótica son: anemia, escorbuto, hipocalcemia e hipoproteinemia, como cabía esperar, dada la composición de la dieta que acabo de reseñar.

La limitación de agua de bebida aconsejada por el sistema macrobiótico constituye otro peligro que se manifiesta por deshidratación e insuficiencia renal. Hace pocos años la prensa norteamericana dio a conocer el caso de una joven modelo neoyorquina que motivada por el deseo de perder peso adoptó la dieta macrobiótica. Esta desgraciada joven falleció con un cuadro de insuficiencia renal y la autopsia demostró la existencia de una grave lesión en el riñón. La dieta macrobiótica es, pues, peligrosa, y el lector puede cerciorarse de esta realidad consultando la literatura médica en la que, como ya he dicho, se describen repetidos casos de muerte en personas que consumían dicha dieta.

Un preparado macrobiótico destinado a la alimentación infantil ha causado grave retraso del crecimiento y malnutrición en niños, según se describe en la revista médica inglesa *Lancet* (9 de junio de 1973).

En el año 1966 el Gran Jurado del estado de Nueva Jersey sentenció que la dieta macrobiótica constituía un peligro para la salud de la población.

Es preciso, pues, advertir el peligro que corren quienes deciden adoptar la dieta macrobiótica en sus formas más avanzadas.

II. DIETAS DE ADELGAZAMIENTO

El problema de la obesidad

La obesidad es la consecuencia inevitable del consumo habitual de dietas cuyo valor calórico es superior a las necesidades de energía del sujeto; es decir, lo que llamamos un balance positivo de energía. Los seres vivos, y por tanto el hombre, no son una excepción de los principios de termodinámica que gobiernan los cambios de energía en el universo. Según el primer principio, o principio de conservación de la energía, la energía ni se crea ni se destruye, sólo cambia de forma. Cuando una persona consume habitualmente dietas cuyo contenido en energía (expresado como calorías o joules) es mayor que su gasto de energía, la energía en exceso sólo puede desaparecer en forma de calor o acumularse en el organismo en forma de grasa.

En el lenguaje común, la obesidad se identifica con el exceso de peso, es decir, con un peso superior al considerado normal para una persona de la misma talla, edad y sexo que el sujeto. Pero la obesidad debe definirse, más exactamente, como exceso de grasa corporal y no sólo como exceso de peso. En la práctica, el exceso de peso se acompaña generalmente de un exceso de grasa corporal, pero no siempre es así. Las personas con gran desarrollo esquelético y muscular, como los atletas profesionales o las que realizan habitualmente trabajo físico de gran intensidad, pueden tener peso más elevado que el considerado normal para ellas, pero no suelen tener exceso de grasa. No son por tanto obesos en un sentido estricto. Las personas de edad pueden tener un exceso de grasa corporal, aunque su peso se encuentre dentro de los límites considerados normales para ellas.

La preocupación de la sociedad contemporánea por la obesidad se debe a que ésta se asocia frecuentemente con enfermedades que constituyen las principales causas de muerte en los países desarrollados, cuyos habitantes disfrutan en general de alimentación abundante y realizan actividad física limitada. Pero esta asociación, estadísticamente bien documentada para ciertas enfermedades (diabetes e hipertensión, por ejemplo), no está tan bien documentada en otros casos.

Se ha dicho repetidamente que la obesidad constituye el principal problema médico de las sociedades de los países desarrollados; pero esta afirmación es probablemente exagerada. Es evidente que las personas cuyo peso corporal excede en un 20 por 100 o más del considerado normal para ellas experimentan un riesgo mayor de padecer ciertas enfermedades y muestran mayor mortalidad que las de peso normal. Pero la proporción de tales personas en los países desarrollados no es probablemente superior a un 10 por 100 de la población, según los datos más recientes a mi disposición.

Sin embargo, la preocupación de nuestra sociedad por el problema de la obesidad no se debe tanto a sus consecuencias desde el punto de vista médico como a razones estéticas. El ideal actual de belleza femenina favorece evidentemente la delgadez, y a ello se debe, sin duda, que el interés por las dietas de adelgazamiento haya alcanzado proporciones desmesuradas, dando lugar a la continua aparición de nuevos regímenes dietéticos destinados a tal finalidad. Desgraciadamente, muchos de ellos carecen de base racional y constituyen, de hecho, un peligro para la salud. Muchas personas parecen más preocupadas por su aspecto físico que por su salud, y es preciso recordarles que la delgadez extrema también se acompaña de un aumento de la mortalidad y que es peligroso adoptar un régimen de adelgazamiento sin la debida vigilancia médica.

Es un hecho bien documentado, clínica y experimentalmente, que no todas las personas ganan peso con la misma facilidad, y que algunos obesos no comen más que personas de características somáticas y nivel de actividad semejantes que se mantienen delgadas. Del mismo modo, los experimentos de cebamiento con dietas de valor calórico elevado muestran que no todos los sujetos ganan peso en igual proporción, aunque las condiciones experimentales sean las mismas para todos ellos. Estos resultados pueden hacer pensar que algunas personas no obedecen al principio de conservación de la energía, pero tal idea es insostenible puesto que, como ha escrito Lehninger: «No hay vitalismo ni magia negra capaz de hacer que los seres vivos puedan evadirse de las inexorables leyes termodinámicas.» Ninguna explicación de estas diferencias es aceptable, si no es compatible con dicho principio.

La verdad es que no conocemos la causa de las diferencias que acabo de señalar, a pesar de la activa investigación que sobre ellas se realiza. Una explicación posible, que es objeto de gran atención en la actualidad, supone que la diferencia entre las personas obesas y las que no lo son estriba en una menor capacidad termogénica de las primeras. Los estudios de Jéquier y sus colaboradores en Suiza indican que la elevación de la producción de calor inducida por la ingestión de comida (lo que llamamos el efecto térmico o termogénico de los alimentos) es menor en mujeres obesas que en las mujeres no obesas que sirvieron como control. Tal diferencia significa que los obesos pueden almacenar como grasa la energía que no aparece en forma de calor, y se supone que esta diferencia está genéticamente determinada.

Las personas obesas muestran también una serie de alteraciones metabólicas bien conocidas, como son: disminución de la tolerancia a la glucosa y de la sensibilidad a la insulina, aumento de la concentración de insulina en el plasma sanguíneo y de las concentraciones de triglicéridos (grasa neutra), colesterol y ácido úrico, entre otras. Estas alteraciones se manifiestan también en las personas sometidas a experimentos de cebamiento, por lo que se supone que son una consecuencia de la obesidad y no su causa.

El tratamiento de la obesidad se basa en la reducción del valor calórico de la dieta, con aumento si es posible, del gasto de energía del sujeto, lo que supone un aumento de su actividad física.

Principios generales de las dietas de adelgazamiento

En contra de lo que a veces se afirma irresponsablemente, no hay alimento alguno capaz de producir adelgazamiento. Los únicos alimentos que adelgazan son los que se quedan en el plato sin ser consumidos. Las virtudes adelgazantes atribuidas a determinados alimentos no existen en la realidad. Su promoción es simple charlatanería, motivada, en no pocos casos, por intereses comerciales.

El principio fundamental de las dietas de adelgazamiento consiste en la reducción de su valor calórico. Puesto que, como ya se ha señalado, las grasas poseen el valor calórico más elevado de los tres principios inmediatos, la reducción del contenido de grasa de la dieta es una medida necesaria. Lo es también la reducción de los hidratos de carbono, que en las dietas habitualmente consumidas en los países desarrollados aportan alrededor de un 50 por

100 del valor calórico de las mismas. Existe la creencia errónea que los hidratos de carbono «engordan». Recuérdese que el valor calórico de los hidratos de carbono es de 4 kilocalorías por gramo, mientras que el de las grasas es de 9 kilocalorías por gramo. A igualdad de peso, el valor calórico de las grasas es 2,25 veces mayor que el de los hidratos de carbono. Así pues, para reducir un mismo número de calorías de la dieta es necesario eliminar 2,25 veces más gramos de hidratos de carbono que de grasas. Pero además, según estudios recientes, la respuesta termogénica a la ingestión de hidratos de carbono es superior a la de las grasas. La energía eliminada en forma de calor después de la ingestión de glucosa es del orden de un 9 por 100 de la energía de la glucosa ingerida, mientras que la de las grasas es del orden de un 2 a un 3 por 100. El almacenamiento de glucosa como grasa de depósito cuesta aproximadamente un 22 por 100 de su contenido energético. Así, la energía aportada por la grasa puede ser almacenada como grasa corporal en mayor proporción que la energía aportada por los hidratos de carbono. Para cantidades iguales de energía, las grasas son, pues, más eficaces que los hidratos de carbono, en cuanto a su capacidad para almacenar grasa corporal se refiere.

Las proteínas, o más exactamente los aminoácidos resultantes de su digestión, poseen el mismo valor calórico que los hidratos de carbono, pero su efecto termogénico es mayor; un 20 por 100 aproximadamente de su valor calórico. Por esta razón, y por la necesidad de mantener un aporte proteico adecuado, la contribución de las proteínas al valor calórico total de las dietas de reducción de peso suele ser más elevada que en la dieta habitual.

Veamos ahora alguno de los problemas que es preciso resolver al diseñar una dieta destinada a la reducción de peso. Supongamos una dieta de valor calórico igual a 2.600 kilocalorías, compuesta aproximadamente por 325 gramos de hidratos de carbono, 110 g. de grasa y 80 g. de proteínas. Esta dieta es suficiente para satisfacer las necesidades diarias de energía de un varón de actividad física moderada y deriva, aproximadamente, un 50 por 100 de su energía de los hidratos de carbono, un 38 por 100 de las grasas y un 12 por 100 de las proteínas. Tal dieta no es muy diferente de la dieta media consumida por muchas personas de las mismas características en nuestro país.

Supongamos ahora una dieta de reducción de peso de unas 1.000 kilocalorías que contenga 120 g. de hidratos de carbono, 31 g. de grasa y 60 g. de proteínas. Esta dieta deriva un 48 por 100 de su energía de los hidratos de carbono, un 28 por 100 de las grasas y un 24 por 100 de las proteínas. Como puede verse, la distribución calórica de esta dieta difiere de la distribución de la dieta anterior en la menor contribución de las grasas y la mayor de las proteínas. La cantidad absoluta de éstas, como puede verse, es la que experimenta una menor reducción, y corresponde aproximadamente a las recomendaciones actuales de consumo de proteínas. En consecuencia, al disminuir el valor calórico total de la dieta, aumenta la contribución proporcional de las proteínas al valor calórico total de la misma. Algunas de las dietas empleadas en la reducción de peso contienen una proporción mayor de proteínas. Es bien sabido que la satisfacción de las necesidades proteicas del organismo humano no depende sólo del contenido de proteínas de la dieta, depende también del valor energético de la misma. Debido a ello, no es fácil conseguir balance de nitrógeno con dietas bajas en proteínas cuando el valor calórico de las mismas es muy bajo.

Es muy importante tener en cuenta que la dieta destinada a la reducción de peso debe satisfacer las necesidades de nutrientes indispensables (aminoácidos esenciales, ácidos grasos esenciales, vitaminas y minerales). Por tanto, como acabamos de ver con el caso de las proteínas, es menester que la reducción del valor calórico de la dieta no ocasione una reducción de los mencionados nutrientes esenciales. Este es el problema más importante que plantea el diseño de una dieta de reducción de peso.

Numerosos estudios realizados en varios países, entre ellos España, muestran que una dieta de 2.500-2.600 kilocalorías, constituida por alimentos de distintas características, es capaz de satisfacer las necesidades de nutrientes esenciales y las necesidades de energía de un varón moderadamente activo, como ya se ha dicho. Pero una dieta de la misma composición, reducida 1.000 kilocalorías por día no satisface las necesidades de algunos de los nutrientes esenciales. Su empleo prolongado puede producir, en consecuencia, deficiencias nutritivas que es preciso evitar.

Al proyectar una dieta de adelgazamiento es necesario elegir los alimentos que van a entrar en ella, para evitar que la reducción en el consumo total de alimentos dé lugar a un aporte insuficiente de nutrientes esenciales. Las hortalizas, verduras y frutas son útiles en este sentido, debido a su bajo valor calórico, que permite incluir una cierta cantidad de las mismas, contribuyendo al aporte de algunas vitaminas y minerales sin elevar indebidamente el valor calórico de la dieta. La leche descremada se encuentra en la misma situación. Su inclusión en la dieta puede ser útil en relación con el aporte de proteínas, calcio y algunas vitaminas del grupo B.

El modelo de dieta de adelgazamiento utilizado por algunos autores alemanes contiene por día 75 g. de proteínas, 15 de grasa y 105 de hidratos de carbono. El valor calórico de esta dieta es de unas 855 kilocalorías, de las cuales el 35 por 100 son suministradas por las proteínas, el 16 por 100 por las grasas y el 49 por 100 por los hidratos de carbono. Como puede verse, la proporción de energía suministrada por los hidratos de carbono es prácticamente igual a la de la dieta habitual, la contribución de las proteínas es más elevada (casi tres veces la de la dieta habitual) y la de las grasas es la que experimenta una mayor reducción, superior a la del ejemplo anterior. Los autores recomiendan el empleo de aceites vegetales ricos en ácidos grasos esenciales (linoleico, principalmente), a fin de asegurar el aporte de dichos nutrientes indispensables.

En resumen, desde el punto de vista de su composición, en términos de los tres principios inmediatos, la dieta de adelgazamiento debe contener una cantidad suficiente de proteínas para satisfacer las necesidades proteicas del sujeto y una cantidad de hidratos de carbono que no debe ser menor de 100 g. por día, a fin de evitar la producción de cetosis y de reducir las necesidades proteicas. La proporción de grasas debe ser suficiente para garantizar el aporte de ácido grasos esenciales.

Es conveniente recordar ahora que la pérdida de peso obtenida con las dietas de reducción de peso suele ser rápida durante los primeros días, con gran regocijo por parte del paciente; pero va haciéndose más lenta al pasar los días, con la desilusión consiguiente. La pérdida inicial de peso se debe en su mayor parte a pérdida de agua corporal, principalmente a la pérdida de agua de hidratación del glucógeno del hígado y el músculo. Pero el objeto de la reducción de peso no es rebajar el contenido corporal de agua, lo que se persigue es la reducción del depósito de grasa. Se necesitan unas tres semanas para que el peso perdido esté compuesto en su mayor parte por grasa y en menor proporción por proteínas.

La práctica de restringir el agua de bebida recomendada en algunos regímenes de adelgazamiento es censurable y peligrosa. La combinación de una dieta de bajo valor calórico con restricción de agua de bebida sólo sirve para aumentar la pérdida de agua corporal, pero no aumenta la pérdida de grasa. El sujeto pierde peso con mayor rapidez, pero no pierde más grasa. Esta combinación produce además una mayor pérdida de proteínas corporales, según se demostró en nuestro laboratorio, que debe ser evitada en lo posible. Se trata de un engaño que puede tener graves consecuencias para el paciente.

Es preciso que el paciente que trata de adelgazar reciba la cantidad de agua necesaria para mantener un volumen urinario que no debe ser menor de unos 750 a 800 mililitros por día. De hecho, la persona sometida a una dieta para la reducción de peso necesita beber más, porque en condiciones normales la mitad del agua que recibe nuestro organismo procede del agua contenida en los alimentos. Al reducir la cantidad de alimentos se reduce inevitablemente el ingreso de agua, lo que obliga a aumentar el agua de bebida si se desea mantener un adecuado balance acuoso. Ruego al lector que rechace la creencia que el agua *engorda*. Tal creencia no tiene justificación posible y es sólo una más de las ideas erróneas que acerca de las dietas de adelgazamiento circulan en la actualidad. Las personas con un riñón normal regulan admirablemente su contenido de agua corporal, ajustando el volumen urinario. La retención de agua, cuya forma extrema es el edema de hambre, sólo ocurre después de una limitación prolongada del aporte calórico. Se debe fundamentalmente a la expansión del compartimento extracelular conforme se pierde masa celular, con la consiguiente disminución del compartimento intracelular. No conocemos bien el mecanismo de producción de este fenómeno, que en mi experiencia sólo aparece cuando la pérdida de peso es considerable, pero debe ser tenido en cuenta, y es una razón más para aconsejar que nadie se someta a una dieta de adelgazamiento sin vigilancia médica competente. El edema de hambre es bien conocido desde la antigüedad y ha sido objeto de numerosos estudios, singularmente en Alemania después de las dos guerras mundiales y en Madrid durante nuestra guerra civil.

Aparte de lo expuesto, es importante señalar que la dieta de adelgazamiento, sin dejar de reunir las condiciones señaladas en cuanto a distribución calórica y contenido de nutrientes esenciales, debe ser variada y ajustada en lo posible al gusto del paciente, a fin de conseguir su cooperación. El fracaso de las dietas de adelgazamiento es bien conocido. En un elevado número de casos el paciente vuelve a sus hábitos alimenticios anteriores y gana peso de nuevo. Esta es sin duda una de las razones del éxito pasajero de tantas y tantas dietas de adelgazamiento.

Es preciso comprender que la dieta mejor concebida no resuelve todos los problemas del obeso. No basta con que la dieta sea adecuada; es preciso que el paciente modifique su género de vida, no sólo en cuanto a sus hábitos alimenticios, sino también en cuanto a su actividad física y sus hábitos en general.

El tratamiento de la obesidad es, en buena medida, un problema educativo. El paciente necesita reeducar sus hábitos alimenticios, su actividad y su género de vida en conjunto. Necesita la ayuda de profesionales competentes para comprender la razón de los cambios que debe introducir en sus costumbres y para desarrollar la fuerza de voluntad necesaria para mantenerlos. En este sentido, las dietas artificiales de bajo valor calórico existentes en el mercado, muchas de ellas excelentes en cuanto a su valor calórico y contenido de nutrientes esenciales se refiere, son de limitada utilidad; porque no contribuyen a la educación de los hábitos alimenticios que el paciente debe adquirir. En cierto modo constituyen una forma de evadirse del problema.

Casi no es necesario añadir que las medidas dietéticas deben ajustarse al caso individual en cuanto a la intensidad de la restricción calórica, duración, pérdida de peso que se desea obtener, etc. Una razón más para aconsejar que nadie intente adelgazar por su cuenta.

No se debe olvidar que las bebidas alcohólicas contribuyen al suministro de energía. Una botella de cerveza de un tercio de litro proporciona unas 130 kilocalorías, y un vaso (125 ml.) de vino de 12 por ciento de alcohol (en volumen) puede proporcionar 110 a 115 kilocalorías. Una dieta de adelgazamiento puede exigir la supresión del consumo de bebidas alcohólicas.

Dietas ricas en grasa

Pocas dietas de adelgazamiento han gozado mayor popularidad en los últimos decenios que la llamada dieta del

Doctor Atkins. Su libro, que lleva el modesto título *La revolución dietética del Doctor Atkins,* ha sido traducido a varios idiomas, y ha alcanzando una difusión difícil de imaginar. Desde su aparición hasta el año 1981 se habían vendido en la República Federal de Alemania 780.000 ejemplares.

Pero la dieta de Atkins no es en realidad una dieta original; y hay en ella poco de revolucionario, si se exceptúa el completo olvido de las consideraciones más elementales de la bioenergética.

La esencia de la dieta de Atkins consiste en la casi total eliminación de los hidratos de carbono y el consumo ilimitado de proteínas y grasas (carnes, pescados, quesos, huevos, etc.). No es la primera vez que se ha propuesto una dieta semejante.

La dieta de Atkins tiene un precursor en la llamada «Dieta de Banting». En 1863 William Banting publicó en Londres una *Carta sobre la corpulencia, dirigida al público,* en la que describía su experiencia personal. Se trataba, al parecer, de una persona tan obesa que tenía dificultad para subir y bajar escaleras. Ninguno de los médicos consultados consiguió reducir el peso del señor Banting, hasta que alguien le recomendó la abstención de leche, mantequilla, azúcar y patatas. Su dieta consistió desde entonces en carne y pescado (unos 350 gramos por día), con muy pequeña cantidad de pan, frutas y algunas verduras. Con esta dieta perdió cerca de 16 kg. en poco más de nueve meses.

Más recientemente, dos investigadores británicos (Kekwick y Pawan) observaron que los pacientes hospitalizados que consumían una dieta de 1.000 kilocalorías diarias perdían más peso cuando la dieta contenía una elevada proporción de grasa (hasta un 90 por ciento de la energía total de la misma).

Casi al mismo tiempo que la dieta de Atkins, apareció en Estados Unidos la obra del doctor Teller titulada *Las calorías no cuentan (Calories don't count),* en la que se defendía la utilidad de las dietas muy ricas en grasa en la reducción de peso.

Dietas muy ricas en grasa han sido utilizadas también en el tratamiento de la epilepsia, hace ya bastantes años. Todas estas dietas tienen en común la propiedad de producir cetosis (aumento de la concentración de cuerpos cetónicos en la sangre, con eliminación de los mismos por la orina y de acetona por el aire respirado).

Por esta razón, las dietas con elevado contenido en grasa son llamadas también dietas cetógenas.

El sistema dietético preconizado por Atkins consiste en el consumo prácticamente ilimitado de dietas en las que las proteínas suministran entre un 12 y un 33 por ciento de la energía total y las grasas entre un 63 y un 84 por ciento. La contribución de los hidratos de carbono es sólo de un 4 por ciento del valor calórico total de la dieta.

Se trata, pues, de una dieta extremadamente pobre en hidratos de carbono, desproporcionadamente rica en grasas animales y colesterol y deficiente en minerales y vitaminas, así como en residuo no digestible (fibra).

Atkins parece haberse dado cuenta de estos inconvenientes y aconseja a sus pacientes el uso de preparados vitamínicos, incluyendo las vitaminas E y C, y de suplementos de minerales (calcio, magnesio y potasio). Recomienda también el empleo de laxantes para combatir el estreñimiento.

Es evidente que esta dieta puede causar pérdida de peso. Pero la pérdida de peso corporal parece deberse a que la dieta se hace poco apetitosa al cabo de unos días. El paciente reduce su consumo de alimentos y el aporte calórico disminuye. Cabe preguntar si lo que en realidad ocurre es que el paciente ingiere una menor cantidad de energía y que esto, y no la desproporcionada composición de la dieta, es la verdadera causa de la pérdida de peso. Como dice la expresión castiza: «Para este viaje no necesitábamos alforjas.» Quizá la ventaja para el paciente consiste en que es él mismo quien reduce el consumo de alimentos, al parecer sin darse cuenta de ello.

La pérdida de peso producida por tales dietas, sobre todo durante los primeros días, cuando la pérdida de peso es mayor, se debe principalmente a pérdida de agua.

Es bien sabido que durante el ayuno, o cuando la energía de la dieta se deriva principalmente de grasas y proteínas, el glucógeno almacenado en el hígado y el músculo desaparece. Pero el glucógeno se almacena en forma hidratada y la proporción de agua de hidratación es de 3 a 4 veces el peso del glucógeno. Por consiguiente, la notable pérdida inicial de peso se debe en esta situación (y en otras) a la pérdida de glucógeno y su agua de hidratación.

El empleo de dietas ricas en grasa y pobres en hidratos de carbono, como medio de reducir el peso en sujetos obesos, se ha hecho popular. Una publicación reciente da una lista de no menos de doce de tales dietas, con nombres más o menos llamativos.

Entre 1965 y 1967 aparecieron en revistas médicas norteamericanas de reconocida solvencia una serie de publicaciones destinadas a estudiar el efecto de las dietas ricas en grasa sobre la composición y el peso del cuerpo humano. En una de ellas se describían experimentos, al parecer bien planeados, de los que se concluía que las personas obesas sometidas al ayuno absoluto perdían menos grasa corporal que cuando las mismas personas consumían una dieta rica en grasa de 1.000 calorías diarias. El lector comprenderá que tal resultado es inadmisible, por consideraciones termodinámicas elementales. No es posible admitir que una persona pierda más grasa, es decir, pierda una mayor cantidad de la energía almacenada en su organismo en forma de grasa, cuando recibe una dieta con mayor contenido energético. La única explicación dada por los autores fue que la dieta rica en grasa daba lugar al desarrollo de cetosis y que la eliminación de cuerpos cetónicos daba lugar a la pérdida de energía por la orina.

Con motivo de esta publicación, y utilizando los datos de los autores, publiqué una carta en la revista americana *Nutrition Reviews,* en la que hacía constar que la cantidad de cuerpos cetónicos que era preciso eliminar para que su explicación fuese aceptable era varios órdenes de magnitud mayor que las eliminaciones de cuerpos cetónicos más grandes descritas en la literatura científica. La contestación de los autores a mi carta no añadió ningún argumento aceptable.

En vista de ello dediqué algún tiempo a realizar un estudio crítico de ésta y otras dos publicaciones semejantes, que apareció en la revista *Annals of Internal Medicine* en 1968. En dicho estudio, empleando razonamientos de balance de energía aplicados a los datos presentados por los autores de las tres publicaciones, pude demostrar que las conclusiones de dichas publicaciones eran erróneas. Los errores puestos de relieve por mi análisis se debían a varias razones en cuyo detalle no debo entrar. La causa principal de error se debía a haber considerado como pérdida de grasa corporal lo que era en realidad pérdida de agua. El no haber tenido en cuenta el balance de energía, y errores en las medidas de los cambios de contenido de agua corporal, o la utilización de datos inadecuados para su objeto, explicaban las equivocadas conclusiones de los autores.

En 1976 los doctores Yang y Van Itallie, basándose en mi análisis de 1968, realizaron un experimento en seis hombres obesos que fueron sometido durante diez días en cada ocasión a tres situaciones diferentes: una dieta mixta de 800 kilocalorías por día con la proporción habitual de proteínas, grasas e hidratos de carbono, una dieta de 800 kilocalorías por día rica en grasa, y un período de diez días de ayuno absoluto (sin limitación de agua de bebida).

Los resultados de este estudio fueron los siguientes: la pérdida de peso fue menor (278 g. por día) con dieta mixta, algo mayor con la dieta rica en grasa (462 g. por día) y mayor aún (751 g. por día) durante el ayuno absoluto. La pérdida de grasa corporal fue igual (165 g. por día) cuando los sujetos consumían la dieta mixta y la dieta rica en grasa, y algo mayor (243 g. por día) durante el ayuno absoluto.

La dieta rica en grasa no produce, por tanto, mayor pérdida de grasa corporal que una dieta mixta del mismo valor calórico. La cantidad de grasa perdida, de acuerdo con los razonamientos teóricos empleados en mi estudio, depende del déficit calórico, y no de la composición de la dieta. La dieta rica en grasa produce mayor pérdida de agua corporal.

La dieta rica en grasa no tiene ventaja alguna, puesto que lo que se trata de reducir es el contenido de grasa corporal y no el contenido de agua. Pero, además, la pérdida de proteínas corporales medida mediante la determinación del nitrógeno urinario y el contenido proteico de la dieta fue mayor (17,9 g. por día) cuando los sujetos consumían la dieta rica en grasa que cuando consumían la dieta mixta (9,5 g. por día). En resumen, pues, la dieta rica en grasa no produce una mayor pérdida de grasa corporal que la dieta mixta; produce, en cambio, una mayor pérdida de agua y una mayor pérdida de proteínas corporales.

Creo que lo dicho debe bastar para demostrar que la dieta rica en grasa no tiene ventaja alguna sobre una dieta mixta del mismo valor calórico. La mayor pérdida de peso obtenida con la dieta rica en grasa en un experimento de corta duración, como el que acabo de comentar, se debe a la mayor pérdida de agua corporal y a la mayor pérdida de proteínas. Ninguna de estas dos consecuencias es ventajosa para el sujeto.

A estos inconvenientes de la dieta rica en grasa, y a los mencionados al comienzo de esta sección, debo añadir que la dieta rica en grasa da lugar a una elevación de la concentración de colesterol del plasma sanguíneo y a una elevación de la concentración de ácido úrico. El propio Atkins reconoce este último inconveniente y señala que aconseja a sus pacientes el empleo de un medicamento destinado a reducir la formación de ácido úrico en el organismo. El doctor Atkins no parece preocuparse de saber si la elevación de la concentración de ácido úrico se debe, como él supone al parecer, a un aumento en la formación de dicha sustancia en el organismo o a una alteración de la función renal. Esto último puede constituir un peligro para los pacientes con insuficiencia renal latente, como ha sido señalado por algunos autores alemanes (Menden), que han criticado la dieta de Atkins.

Los peligros de las dietas ricas en grasa y pobres en hidratos de carbono, como medio para reducir el peso corporal en sujetos obesos, fueron descritos en una publicación de la Asociación Médica Americana en 1973. A ella debe dirigirse el lector deseoso de conocer más detalles sobre esta cuestión.

Dietas ricas en proteínas

En partes anteriores de esta sección he mencionado las razones por las que las dietas de adelgazamiento tienden a ser dietas ricas en proteínas, aunque no se les dé este nombre. Puede ser útil recordar aquí dichas razones.

Las proteínas son indispensables para la nutrición del hombre, por lo tanto la reducción del valor calórico de la dieta no debe afectar a su contenido proteico. Por consiguiente, las dietas de adelgazamiento suelen contener, al menos, la cantidad de proteínas de la dieta habitual; pero como su valor calórico es menor, la contribución de las proteínas al valor calórico total de la dieta resulta automáticamente elevada.

Las proteínas poseen un efecto termogénico mayor que el de las grasas y los hidratos de carbono. Esta es una de las razones por las que en la literatura alemana se llamó a este efecto *acción o efecto dinámico específico*. El adjetivo «específico» alude, precisamente, a esta característica de las proteínas. En consecuencia, se elevó el contenido proteico de las dietas de adelgazamiento, con la esperanza de contribuir a la pérdida de energía del organismo y, por tanto, a la pérdida de grasa corporal.

La tercera razón es que la disminución del valor calórico de la dieta da lugar a la pérdida de proteínas corporales. Una persona en ayuno absoluto (sin restricción de agua) puede perder diariamente unos 50 g. de proteínas corporales. Las dietas de bajo valor calórico conducen inevitablemente a la pérdida de proteínas, con consecuencias adversas para la salud del sujeto.

Por esta razón, algunas de las dietas de adelgazamiento preconizadas en la actualidad aportan cantidades de proteínas superiores a las necesarias para una persona que consume una dieta de valor calórico adecuado, con el objeto de reducir la pérdida de proteínas corporales.

Un ejemplo de estas dietas es la llamada «Dieta de muy bajo valor calórico» *(Very Low Caloric Diet* o *VLCD)* o «Ayuno suplementado». Otras dietas basadas en el mismo principio son: la llamada «Dieta de Cambridge», la «Optifast», la «Modifast» y el «Ayuno Modificado Economizador de Proteínas (PSMF)». Varias de ellas (dieta de Cambridge, Optifast y Modifast) se venden en forma de líquido o polvo. Contienen proteínas, una pequeña cantidad de hidratos de carbono, ácidos grasos esenciales y minerales.

La dieta con alimentos habituales (PSMF) se compone de carne, pescado y aves, con pequeña cantidad de verduras. Se recomienda un suplemento de minerales y vitaminas y el consumo de abundante cantidad de agua de bebida.

En algunos experimentos recientes (1984) se ha podido demostrar que es posible mantener equilibrio de nitrógeno con dietas que contienen únicamente 1,5 g. de proteínas por kg. de peso teórico del sujeto por día, pero no con 0,8 g. de proteínas por kg. de peso teórico por día. Recuerde el lector que hablamos de equilibrio (o balance) de nitrógeno cuando la cantidad de nitrógeno eliminada por la orina, las heces y las secreciones cutáneas, es igual a la cantidad de nitrógeno contenida en la dieta. Esto quiere decir que un sujeto obeso que pesa, por ejemplo, 90 kg., pero cuyo peso teórico, de acuerdo con su talla y sexo, es de 70 kg., mantiene equilibrio de nitrógeno con 105 g. diarios de proteínas al cabo de cinco o seis semanas.

El estudio de ocho publicaciones acerca de estas dietas, aparecidas en los últimos diez o doce años, que incluyen unos 1.300 sujetos obesos de uno y otro sexo, con peso inicial entre 94 y 138 kg., muestra pérdidas de peso considerables tanto con dietas que contenían solamente proteínas (1,5 g. por kg. de peso teórico por día) como con dietas que contenían proteínas e hidratos de carbono (por ejemplo: 45 g. de proteínas y 30 g. de glucosa). Estas últimas dietas suministran, por tanto, solamente 300 kilocalorías por día. Son, pues, dietas de muy bajo valor calórico, en las que las proteínas aportaban un 60 por ciento de su valor calórico total.

Los autores de las publicaciones opinan que los regímenes alimenticios que acabo de describir son bien tolerados por los pacientes y que la mayoría de ellos no se quejan de hambre.

Las pérdidas de peso obtenidas son del orden de 1,5 a 2,0 kg. por semana para los hombres y de 1,0 a 2,0 kg. por semana para las mujeres. La pérdida total de peso es proporcional a la duración del tratamiento, y los autores piensan que dicha pérdida se debe principalmente a pérdida de grasa corporal.

Los autores consideran que estas dietas no son peligrosas si los sujetos están sometidos a adecuada vigilancia médica y, en general, no parece que hayan dado lugar a complicaciones alarmantes en sujetos que, aparte de su obesidad, no padecían enfermedad conocida.

Sin embargo, algunos de ellos señalan prudentemente que dados los riesgos que inevitablemente pueden producirse como consecuencia de su bajo valor calórico, estas dietas deben emplearse solamente en casos de obesidad extremadamente grave. Los pacientes cuyo peso corporal no excede más de un 30 por ciento de su peso teórico deben someterse, en su opinión, a dietas de adelgazamiento de composición mixta, con valor calórico entre 800 y 1500 kilocalorías por día. En estos casos, añaden, el problema es más cosmético y psicológico que médico, y no está justificado someterles a una restricción calórica más intensa. Esta opinión de investigadores experimentados debe ser tenida en cuenta.

No hará falta añadir que esta clase de dietas sólo deben ser adoptadas por consejo de un médico experimentado, y que su puesta en práctica exige una vigilancia médica adecuada, que puede hacer necesaria la hospitalización del paciente. El que existan en el comercio preparados de muy bajo valor calórico y ricos en proteínas, como ya he señalado, no debe inducir a nadie a emplearlos por su propia iniciativa.

De acuerdo con lo que se advierte en un reciente estudio de las dietas muy bajas en energía y ricas en proteínas, o dietas de ayuno modificado, estas dietas no deben ser confundidas con la llamada «Dieta de la proteína líquida» *(Liquid Protein Diet).* Esta dieta alcanzó gran popularidad en Estados Unidos en la década de los 70, pero se produjeron unas sesenta muertes entre sus consumidores.

La llamada dieta de proteína líquida es una solución de un hidrolizado de proteínas obtenida de la piel de ganado vacuno, por tratamiento con ácido clorhídrico.

Recuerde el lector que la hidrólisis de la proteína da lugar a la liberación de los aminoácidos que la constituyen. Se trata, pues, de una mezcla de aminoácidos; pero debe recordarse también que la hidrólisis ácida destruye uno de los aminoácidos esenciales, el triptófano. La proteína principal de la piel es el colágeno, una proteína de bajo valor biológico, de la que me ocuparé al tratar de la vitamina C.

Son varios los preparados que con este nombre se han introducido en el mercado norteamericano. Uno de ellos, aparecido en 1976, llevaba el nombre de *La dieta de la última oportunidad (The Last Chance Diet).* Sin ánimo de hacer humor negro, debo señalar que la dieta en cuestión resultó, en efecto, la última oportunidad para las desgraciadas personas que fallecieron repentinamente al consumirla.

No conocemos con exactitud la causa de la muerte de los infortunados obesos que se sometieron a esta dieta. En un estudio de cuarenta y seis casos de muerte realizado por un organismo oficial del gobierno de los Estados Unidos, y otros estudios, no ha sido posible identificar el factor causante de las muertes. Alteraciones del ritmo cardíaco, como taquicardia y fibrilación auricular, parecen haber sido las manifestaciones que con más frecuencia precedieron a la defunción.

No será necesario añadir que la venta de las dietas de proteína líquida, en sus diversas formas, ha sido prohibida en Estados Unidos. No obstante, en una revista inglesa dedicada a los alimentos «naturales» se hablaba de esta dieta como un «adelgazante natural». Es sorprendente que un producto obtenido de la piel bovina tras un tratamiento con ácido clorhídrico pueda ser considerado como un producto «natural»; pero es más sorprendente todavía que la información apareciese un año después de prohibirse su venta en Estados Unidos.

Lo ocurrido con la dieta de proteína líquida es una lección que no debe ser olvidada, y por ello creo necesario recordarlo. Nadie debe adoptar por su cuenta una dieta de adelgazamiento, aunque se trate de un producto cuya venta esté oficialmente autorizada. Una vez más debo insistir en que el consejo y la vigilancia del médico son indispensables.

El ayuno total

El ayuno total, sin privación de agua, ha sido empleado durante los últimos decenios como un método heroico para el tratamiento de casos extremos de lo que a veces se llama la obesidad «intratable».

No cabe duda que el ayuno total prolongado durante un cierto tiempo produce pérdidas considerables de peso. Pero el ayuno total es una medida que nadie debe adoptar por su cuenta.

El efecto del ayuno sobre el organismo ha sido estudiado repetidamente, y existe una literatura extensa e interesante sobre esta cuestión, que no es del caso comentar aquí. Debo limitarme a recordar brevemente algunos datos, para que el lector pueda comprender la respuesta del organismo humano a esta situación.

Desde el punto de vista de la Fisiología de la nutrición, el estudio de la persona en ayuno permite conocer los mecanismos que nuestro organismo pone en juego, a fin de utilizar como combustibles sus propios componentes corporales, al faltar los que normalmente son suministrados por la dieta. Este conocimiento es imprescindible, entre otras cosas para comprender los peligros a que se expone la persona sometida al ayuno absoluto.

En 1866 dos investigadores alemanes (Pettenkofer y Voit) consiguieron medir indirectamente los componentes corporales perdidos durante un período de ayuno. Se ha dicho de este estudio que sus resultados demuestran la solidez de los supuestos teóricos utilizados por los autores, y su habilidad experimental. Según este estudio, y una infinidad de otros más recientes, el principal combustible utilizado por el organismo de la persona en ayuno es la grasa corporal, que proporciona aproximadamente un 80 por ciento o más de la energía liberada por dicho organismo. El 20 por ciento, o menos, procede de las proteínas. Hay, pues, una marcada pérdida de grasa, que en el experimento mencionado, al hablar de las dietas ricas en grasa, alcanzó por término medio 243 gramos por día, para los diez días de duración del mismo. Pero, como ya se ha señalado, hay también una pérdida inevitable de proteínas corporales, y esto constituye el principal inconveniente del ayuno absoluto. Como tantas veces se ha dicho, el objetivo de las dietas de adelgazamiento es la reducción del contenido de grasa corporal, pero no la reducción de las proteínas corporales, que puede acarrear consecuencias perjudiciales para la salud del paciente.

Es indudable que el ayuno total produce pérdidas de peso muy significativas. En experimentos realizados a comienzos de siglo con ayunadores profesionales, períodos de ayuno de treinta o cuarenta días de duración daban lugar a pérdidas de peso de entre 13 y 14 kg., que correspondían a entre un 22 y un 25 por ciento del peso inicial de los sujetos.

En mujeres muy obesas que se sometieron al ayuno total, a fin de reducir su peso corporal, los resultados han sido poco menos que espectaculares. Una de estas mujeres, estudiada por un grupo de investigadores británicos, pesaba 129 kg. y perdió, al cabo de 236 días de ayuno, 44 kg., es decir, un 34 por ciento de su peso inicial. Otra mujer muy obesa, estudiada por otros autores también británicos, pesaba 133 kg. y perdió 66,5 kg. al cabo de 315 días de ayuno, lo que equivale a un 50 por ciento de su peso inicial.

Un hecho interesante que revelan estos datos es que la eficacia del ayuno disminuye con el paso del tiempo. En observaciones de treinta a cuarenta días de duración, como las realizadas en los ayunadores profesionales que acabo de señalar, la pérdida media de peso por día era cercana a 0,4 kg. En el caso de las mujeres obesas, observadas durante 236 y 315 días, respectivamente, la pérdida media de peso por día fue solamente de 0,2 kg.

Es posible que algún lector se sorprenda ante los datos que acabo de presentar. Seguramente muchas personas no creerán que es posible sobrevivir después de 315 días de ayuno. Una de las contribuciones de los estudios sobre personas obesas sometidas al ayuno absoluto consiste en haber demostrado que la tolerancia del ayuno aumenta con el contenido de grasa corporal. Se había pensado que así debía ser; algunas observaciones en animales así lo indicaban, pero no poseíamos datos humanos. Sabemos ahora que un hombre en estado normal de nutrición al iniciar el ayuno total sobrevive entre sesenta y setenta días. Algunas mujeres muy obesas han vivido hasta 315 días sin recibir alimento y, aparte de la pérdida de peso, no parece que hayan experimentado ningún daño irreparable.

El segundo hecho importante revelado por los estudios en personas muy obesas sometidas al ayuno absoluto se refiere al metabolismo cerebral. El cerebro, como es sabido, consume diariamente unos 140 g. de glucosa. Durante el ayuno, la cantidad de glucosa que el organismo humano puede formar a partir de la porción carbonada de la molécula de los aminoácidos procedentes de la degradación de las proteínas corporales y otras fuentes posibles no es ni la mitad de la que el cerebro necesita. Esta cuestión, que ha preocupado a muchos de los que nos interesamos por el metabolismo del ayuno, ha sido aclarada por los estudios en personas obesas sometidas al ayuno total. Ha podido demostrarse que el cerebro de estas personas utiliza como fuente de energía los cuerpos cetónicos resultantes de la oxidación incompleta de los ácidos grasos en el hígado. De esta forma, el cerebro puede utilizar, indirectamente, las grasas como fuente de energía oxidativa. Las funciones cerebrales no parecen afectarse adversamente por este cambio de combustible, pero no sabemos si sus funciones pueden mantenerse en completa ausencia de glucosa.

La utilización de la grasa almacenada en el tejido adiposo, como combustible del resto de los tejidos, requiere la movilización y el transporte de la misma. Un enzima existente en el tejido adiposo, la lipasa sensible a las hormonas, cataliza la transformación de los triglicéridos en ácidos grasos y glicerol. La insulina frena la actividad de la lipasa, pero, durante el ayuno, la concentración de insulina disminuye y esto permite la activación de la lipasa del tejido adiposo y la liberación de ácidos grasos, que en forma de ácidos grasos libres van a ser transportados por la sangre a los demás tejidos del organismo.

Parte de los ácidos grasos que llegan al hígado son oxidados totalmente, otros son oxidados parcialmente, con formación de cuerpos cetónicos; otros, en fin, son utilizados para la síntesis de triglicéridos. Parte de estos triglicéridos pueden quedar almacenados en el hígado, dando lugar al desarrollo de hígado graso, mientras que otros son incorporados en lipoproteínas de muy baja densidad y pasan a la sangre produciendo una elevación de la concentración de grasas neutras de la misma (hiperlipemia). El aumento de la concentración de ácidos libres del plasma sanguíneo, la cetosis, el hígado graso y la hiperlipemia son manifestaciones del ayuno y de otras situaciones en las que se produce movilización de ácidos grasos a partir del tejido adiposo.

Con el paso del tiempo, el ayuno pierde eficacia como medio de reducción del peso corporal, según hemos visto. Uno de los mecanismos de adaptación del organismo a la deficiencia calórica consiste en la reducción de la actividad física espontánea. El sujeto sometido a ayuno parcial o total se caracteriza por su apatía y por su aversión a realizar actividad física. De aquí la importancia de mantener un cierto nivel de actividad física durante un período de ayuno.

En resumen, pues, el ayuno absoluto es un medio eficaz de perder peso y grasa corporal, pero es imprudente mantener el ayuno mucho tiempo. Varios casos de muerte han sido descritos en pacientes sometidos a un ayuno prolongado. La causa de la muerte se atribuye a una pérdida excesiva de proteínas corporales y a alteraciones electrolíticas.

Todo esto quiere decir que el ayuno prolongado no es la panacea capaz de resolver el problema de la obesidad. En primer lugar, requiere hospitalización y vigilancia médica continuada. En segundo lugar, los resultados a largo plazo no justifican los esfuerzos y el gasto. Los pacientes sometidos al ayuno absoluto suelen ganar peso rápidamente cuando han terminado el tratamiento.

Uno de los autores contemporáneos con más experiencia en el tratamiento de la obesidad (Garrow) resume así su opinión: «El ayuno total se usa en la actualidad principalmente por organizaciones comerciales dedicadas a la reducción del peso corporal, que necesitan obtener resultados impresionantes en poco tiempo, a fin de justificar sus elevados honorarios. Desde el punto de vista del paciente, es difícil encontrar justificación alguna para esta clase de tratamiento.»

La opinión de la mayoría de los autores es que una dieta mixta de bajo valor calórico (800 kilocalorías por día, por ejemplo), capaz de satisfacer las necesidades de nutrientes esenciales y adaptada al gusto del paciente, es el procedimiento de elección. Con este procedimiento, el doctor Bortz ha conseguido la reducción de peso más impresionante de la literatura. Se trataba de un joven extraordinariamente obeso, que pesaba 315 kg. Al cabo de 723 días sometidos a una dieta de 800 kilocalorías diarias, su peso se redujo a 88 kg. Había perdido 227 kg., un 72 por ciento de su peso inicial. Su pérdida media de peso durante los 723 días fue, por tanto, de 0,3 kg. por día.

Los pacientes que ingresan en el hospital durante unas pocas semanas para someterse a un régimen de adelgazamiento que luego pretenden continuar en su casa no comprenden las dificultades para seguir el régimen fuera del hospital. Pero aun cuando sean capaces de seguir el régimen fielmente, la pérdida de peso es menor de lo que fue durante las primeras semanas, por las razones señaladas. No es sorprendente que el paciente se desilusione, que pierda fe en el régimen impuesto y que trate de ensayar cualquier otro que llegue a su conocimiento.

III. LA DIETA NORMAL

Antes de centrarnos en las necesidades nutritivas del organismo humano y las propiedades de los distintos grupos de alimentos, debemos ocuparnos muy brevemente de las características que debe reunir la dieta del adulto sano.

Desde el punto de vista de la nutrición, el papel de la dieta consiste en satisfacer las necesidades nutritivas de nuestro organismo. Esta afirmación puede parecer una perogrullada, o poco menos, pero creo que es importante repetirla, porque uno de los errores cometidos por los defensores de las dietas extremas consiste, precisamente, en atribuir a dichas dietas virtudes que poco tienen que ver con las necesidades nutritivas del organismo humano.

De acuerdo con lo dicho varias veces, el adulto normal es capaz de satisfacer sus necesidades nutritivas, de mantener un estado nutritivo satisfactorio y de gozar de buena salud, con dietas de muy diversa composición en términos de alimentos, siempre que cumplan las condiciones siguientes:

1. Que la cantidad total de alimentos, o más exactamente su contenido en energía, sea suficiente para mantener un peso corporal constante, dentro de los límites considerados normales para el sujeto.
2. Que la dieta diaria sea variada y estén presentes en ella alimentos representativos de cada uno de los seis grupos que luego describiré.

Numerosos estudios acerca del estado nutritivo de distintos grupos de población con distintos hábitos alimenticios, y los conocimientos científicos que acerca de la naturaleza de los procesos nutritivos poseemos, justifican plenamente lo que acabo de decir. A pesar de las notables diferencias individuales, es evidente que el hombre es capaz de satisfacer sus necesidades nutritivas con dietas muy diversas.

La conocidísima frase de Starling: «Ocúpese usted de las calorías, que las proteínas se ocuparán de sí mismas» podría expresarse de forma más general, y no menos correcta, diciendo: «Ocúpese usted de las calorías que los nutrientes esenciales se ocuparán de sí mismos.»

Una dieta mixta variada, que es satisfactoria en todos los aspectos cuando su valor calórico es de 2.600 a 2.700 kilocalorías diarias, por ejemplo, deja de serlo cuando reducimos su valor calórico a 1.000 kilocalorías, a menos que seleccionemos muy concienzudamente los alimentos que debemos eliminar para rebajar su valor calórico. Esta es, según vimos, una de las dificultades que encontramos al formular dietas de adelgazamiento.

Las personas sanas cuya dieta habitual cumple las dos condiciones expuestas no deben necesitar suplementos de vitaminas o minerales, y mucho menos deben necesitar consumir alimentos esotéricos, cuyas virtudes sobrenaturales nunca han sido científicamente demostradas, ni están justificadas por cuanto sabemos de su composición.

El error de muchos de los sistemas dietéticos censurables con que nos vemos amenazados se debe a que dan preeminencia a un determinado alimento, eliminando de la dieta otros cuya contribución a la composición de la dieta total es necesaria.

En los países desarrollados, que disfrutan de abundancia y variedad de alimentos, existen, sin embargo, grupos de población cuyo estado nutritivo no es satisfactorio. Aun en los países más prósperos podemos encontrar que entre un 10 y un 12 por ciento de la población padece deficiencias nutritivas, que no se manifiestan por un cuadro clínico fácilmente identificable; pero que son demostrables por los métodos bioquímicos a los que luego aludiremos. Estas personas no son enfermos en la acepción corriente de la palabra, pero su salud no es la salud óptima deseable.

Las causas de esta situación son múltiples: nivel económico que no permite adquirir todos los alimentos necesarios, despreocupación e ignorancia de los principios elementales de nutrición y alimentación, personas que viven solas y sienten poca inclinación por las labores culinarias, ancianos cuya dentición defectuosa les fuerza a elegir alimentos de fácil masticación, consumo de dietas monótonas y, en no pocos casos, personas que por su cuenta y riesgo deciden adoptar alguna de las dietas irracionales que a través de la propaganda llegan a su conocimiento.

Si cualquier dieta que cumpla las dos condiciones mencionadas es, en principio, satisfactoria, tendremos que concluir que en cualquier país que disfrute de abundancia y variedad de alimentos, como es el caso del nuestro, es posible seleccionar dietas muy diferentes en cuanto a los alimentos individuales que las integran, pero capaces todas ellas de cumplir dichas condiciones.

Por esta razón, me resisto a formular una dieta «ideal» única. Hay en realidad muchas dietas posibles, capaces todas ellas de satisfacer las necesidades nutritivas de nuestro organismo. En este sentido no está justificado considerar a una de ellas como la dieta «ideal», con exclusión de todas las demás. Atribuir a una dieta dada, sea la que sea, la categoría de «ideal», sería caer en el mismo error que intentamos combatir.

Así, pues, en vez de proponer un posible modelo de dieta que puede ser mal interpretado, creo más conveniente analizar alguno de los modelos propuestos por otros autores, señalando algunas modificaciones que pueden parecer aconsejables.

Voy a utilizar para ello el modelo propuesto en 1976 por los doctores Vivanco y Palacios, después de distribuir los alimentos que en el mismo se incluyen en los seis grupos que más tarde describiré.

TABLA I

RACION MODELO RECOMENDABLE PARA EL ADULTO ESPAÑOL, SEGUN VIVANCO Y PALACIOS (1976), ADAPTADA A LOS GRUPOS DE ALIMENTOS UTILIZADOS EN LA PRESENTE OBRA

Grupo	*Alimento*	*Cantidad*		*Frecuencia*
		Comprada	*Comestible*	
1	Leche	400 g	400 g	Diaria
	Huevos	3 unid.	3 unid.	Por semana
2	Carne	160 g	100 g	2 veces por sem.
	Pescado	250 g	150 g	4 veces por sem.
	Pescado en aceite	80 g	80 g	1 vez por sem.
3	Aceite	50 g	50 g	Diaria
4	Pan	400 g	400 g	Diaria
	Arroz y pastas	50 g	50 g	3 veces por sem.
	Leguminosas	80 g	80 g	6 veces por sem.
	Azúcar	30 g	30 g	Diaria
	Patatas	350 g	300 g	Diaria
5	Verduras	200 g	145 g	Diaria
6	Frutas	200 g	140 g	Diaria

TABLA I (continuación)

CONTENIDO DE ENERGIA Y NUTRIENTES POR DIA

Kilocalorías	2.905	Vitamina A	5.530 U. I. [a]
Proteínas totales	99 g	Tiamina	1,6 mg
Proteínas animales	40 g	Riboflavina	1,5 mg
Proteínas vegetales	59 g	Niacina	13,7 mg
Calcio	850 mg	Vitamina C	112 mg
Hierro	18 mg		

(a) 1.000 microgramos de equivalentes de retinol (Tabla V) corresponden a 5.000 unidades internacionales (U. I.) de vitamina A.

El patrón dietético resumido en la Tabla I suministra diariamente unas 2.900 kilocalorías, que son probablemente excesivas para un adulto de actividad física moderada. Las necesidades de energía de esta persona no es probable que excedan de 2.600 a 2.700 kilocalorías por día.

El contenido de proteínas parece innecesariamente elevado. Se acerca al calculado por Varela para la población española actual. Representa el 14 por ciento del valor calórico de la dieta propuesta (son casi dos veces más que la cantidad recomendada por la Academia Nacional de Ciencias de Estados Unidos y 2,7 veces la cantidad recomendada por la Organización Mundial de la Salud). Por las razones expuestas al hablar de las necesidades proteicas, estas cantidades no constituyen peligro alguno para la salud. La proporción entre proteínas animales y vegetales es satisfactoria.

Este modelo de dieta puede modificarse en la forma que se describe en la Tabla II.

Las modificaciones introducidas tienen como objetivo principal la reducción del valor calórico de la dieta y de su contenido proteico, conservando un nivel de nutrientes esenciales semejante al del modelo expuesto en la Tabla I. Dichas modificaciones han consistido principalmente en una reducción de la cantidad de leche, una reducción de la

TABLA II

MODELO DE REPARTO DE ALIMENTOS EN UNA DIETA DE 2.700 KILOCALORIAS DIARIAS, DESTINADA A UN VARON ADULTO NORMAL, DE ACTIVIDAD FISICA MODERADA

(Todos los datos se refieren a peso de la porción comestible de los alimentos frescos)

Grupo	*Cantidad por día*
1. Leche y derivados Huevos	Leche, 250 g Huevos, media unidad Queso (contenido medio de grasa), 15 g
2. Carnes, aves ([a]) Pescado	Carne o pollo, 100 g O pescado, 150 g Jamón curado, 10 g
3. Grasas y aceites	Aceite, 60 g Mantequilla, 12 g
4. Cereales, leguminosas, patatas, azúcar	Pan, 250 g Arroz o pasta, 60 g Legumbres secas, 50 g Patatas, 250 g Mermelada, 25 g Azúcar, 30 g
5. Hortalizas y verduras ([b])	Hortalizas y verduras de distintas clases, 225 g
6. Frutas	Frutas frescas, 200 g

([a]) Calculado suponiendo consumo de carne (100 g), tres veces por semana; pescado blanco (150 g), dos veces por semana; pescado azul (150 g), una vez por semana; vísceras (hígado o riñones, 100 g), una vez por semana.

([b]) Calculado suponiendo que 125 g se emplean en preparar un plato caliente de acelgas, berenjenas, espinacas, col, coles de Bruselas, guisantes frescos, judías verdes..., o mezclas de dichos alimentos.

El resto deberá ser consumido en crudo, en forma de ensalada de tomates y lechuga, a la que puede añadirse pimiento, pepino, zanahoria cruda, etc.

cantidad de pan y una pequeña reducción de la cantidad de patatas. Al mismo tiempo se ha elevado la cantidad de verduras y hortalizas y la cantidad de fruta.

El contenido de energía y nutrientes de este modelo modificado se muestra en la tabla III.

Tabla III

ENERGIA Y NUTRIENTES DEL MODELO DE DISTRIBUCION DE ALIMENTOS DESCRITO EN LA TABLA II. CANTIDADES POR DIA

Energía	2.720	kilocalorías
Proteínas totales	85	g (13 por 100 de la energía total)
Proteínas animales	37	g
Proteínas vegetales	48	g
Grasa total	104	g (34 por 100 de la energía total)
Grasa animal	39	g
Grasa vegetal	65	g
Hidratos de carbono	361	g (53 por 100 de la energía total)
Calcio	702	mg
Hierro	18	mg
Vitamina A	1.025	microgramos (equivalentes de retinol)
Tiamina	1,5	mg
Riboflavina	1,6	mg
Niacina	27	mg (equivalentes de niacina)
Vitamina C ([a])	144	mg
Colesterol	305	mg

([a]) La vitamina C (ver Tabla IV) procede principalmente de las patatas, las hortalizas y verduras y las frutas frescas. Las frutas frescas y las verduras consumidas en crudo suministran al menos unos 65 mg de ácido ascórbico. Por consiguiente, aunque buena parte del ácido ascórbico contenido en el resto de las hortalizas y verduras y las patatas sea destruido por la cocción, la cantidad de ácido ascórbico de la dieta satisface ampliamente las recomendaciones dietéticas más elevadas (60 mg por día para las recomendaciones americanas, 30 mg por día para las recomendaciones inglesas).

El valor calórico es ahora de 2.700 kilocalorías por día, suficiente para un varón adulto sano, moderadamente activo, cuyo trabajo habitual sea sedentario o de limitada actividad física.

La cifra de calcio es ligeramente inferior a la del modelo que aparece en la tabla I, pero es perfectamente adecuada. Las recomendaciones de la Organización Mundial de la Salud (OMS) y la Organización Mundial para los Alimentos y la Agricultura (FAO) proponen para el varón adulto un consumo diario de 400 a 500 mg. de calcio.

Todos los demás valores son satisfactorios, cualquiera que sean las tablas de recomendaciones que tomemos como referencia.

El contenido de vitamina C (ácido ascórbico) es algo superior al que aparece en la Tabla I. Dada la proporción de alimentos ricos en vitamina C que serán consumidos en crudo, no hay temor alguno a que el aporte de esta vitamina resulte insuficiente (ver nota al pie de la tabla III).

En la tabla IV se presenta la contribución de cada uno de los seis grupos de alimentos al contenido de energía y nutrientes del reparto de alimentos presentado en la tabla II.

TABLA IV

CONTRIBUCION DE LOS DISTINTOS GRUPOS DE ALIMENTOS AL CONTENIDO DE ENERGIA Y NUTRIENTES ESENCIALES DEL MODELO DE DISTRIBUCION DE ALIMENTOS DESCRITO EN LA TABLA II. CIFRAS EN POR CIENTO DEL TOTAL

Grupo de alimentos	*Energía*	*Proteínas*	*Grasas*	*Hidratos de carbono*	*Calcio*	*Hierro*	*Vitamina A*	*Tiamina*	*Riboflavina*	*Niacina*	*Vitamina C*
1	10	18	16	4	62	7	17	13	43	14	3
2	7	26	12	—	3	9	2	7	16	30	—
3	23	—	67	—	—	—	10	—	—	—	—
4	55	50	5	88	22	69	—	60	24	46	35
5	2	3	—	2	8	11	65	13	13	7	35
6	3	3	—	6	5	4	6	7	4	3	27

Creo que esta tabla es muy instructiva y por eso he decidido incluirla. Se muestra en ella el papel de cada uno de los grupos de alimentos en el suministro diario de energía y nutrientes, expresado en tantos por ciento del suministro total correspondiente.

Puede verse en ella que el suministro total de energía depende, en primer lugar, del grupo 4 (cereales, leguminosas, patatas, azúcar), seguido del grupo 3 (grasas y aceites). El contenido de proteínas depende también, en primer lugar, del grupo 4, seguido del grupo 2 (carnes, pescados, aves), y en tercer lugar, del grupo 1 (leche y derivados, huevos).

El contenido de grasa total depende en primer lugar del grupo 3 (grasas y aceites) y, en menor proporción, del grupo 1 (leche y derivados, huevos) y del grupo 2 (carnes, aves, pescado).

Cerca de un 90 por ciento de los hidratos de carbono son suministrados por el grupo 4 (cereales, leguminosas, patatas, azúcar). La cantidad total de azúcar (mermelada y azúcar) es de unos 46 g. por día, que corresponden a un 7 por ciento del valor calórico total de la dieta. Esta cantidad es algo menos de la mitad de la consumida en Estados Unidos. Hace ya años que las autoridades norteamericanas incluyen el azúcar en la lista «GRAS» o lista de sustancias consideradas inofensivas. Dejando aparte el problema de la caries dental, no está demostrado que el azúcar tenga participación alguna en el desarrollo de las enfermedades degenerativas. A menos que el español tenga una especial sensibilidad para el azúcar, cosa que según creo nunca ha sido demostrada, no encuentro justificación alguna para preocuparse por el contenido de azúcar del modelo que estoy analizando.

El contenido en calcio depende en casi dos terceras partes del grupo 1 (leche y derivados) y, en segundo lugar, del grupo 4 (cereales, leguminosas, patatas, etc.). El contenido de hierro depende en primer lugar del grupo 4 y en segundo lugar del grupo de las hortalizas y verduras (grupo 5). La contribución de las carnes no pasa de un 10 por ciento del contenido de hierro total.

El contenido de vitamina A (en forma de caroteno) depende en casi dos terceras partes del grupo 5 (hortalizas y verduras) y en bastante menor proporción de la leche y derivados y del grupo de grasas y aceites.

La mayor parte de la tiamina procede del grupo de los cereales y leguminosas, mientras que la riboflavina procede principalmente del grupo de la leche y huevos seguido del grupo de los cereales y leguminosas.

La niacina procede en primer lugar de los cereales y leguminosas (grupo 4) y en segundo lugar del grupo de carnes y pescados (grupo 2).

La vitamina C procede en una tercera parte del grupo 4 (específicamente de las patatas) y en una cantidad igual de las hortalizas y verduras, con una contribución ligeramente inferior de las frutas.

Los datos que acabo de exponer deben servir para que el lector pueda darse cuenta de que el ajuste de energía y nutrientes de una dieta es cuestión bastante engorrosa. Debido al diferente valor energético y al distinto contenido de nutrientes esenciales de los alimentos es necesario que la dieta, como tantas veces he dicho, contenga alimentos representativos de los distintos grupos de géneros alimenticios comúnmente consumidos. Basta con mirar atentamente a la tabla IV para comprender que la eliminación de uno de los grupos de alimentos conduce a una pérdida importante de uno o más de los nutrientes esenciales.

Del mismo modo, un aumento desproporcionado de la cantidad de alimentos pertenecientes a uno de los grupos puede alterar significativamente la composición de la dieta total. Suponga el lector, como ejemplo, que queremos aumentar las cantidad de riboflavina. Esto puede hacerse fácilmente aumentando la cantidad de leche y de huevos, pero puede dar lugar a una elevación indebida del contenido total de grasa de la dieta. En el modelo de distribución de alimentos que aparece en la tabla II se ha introducido con este objeto una ración de hígado o riñones, que son una excelente fuente de esta vitamina, un día a la semana, en vez de una ración de carne o pescado.

La distribución de alimentos que aparece en la tabla II no es más que un ejemplo de una de las muchas combinaciones de alimentos comunes capaces de satisfacer las necesidades de energía y nutrientes. Por su contenido de grasa limitado (34 por ciento de la energía total) y su bajo contenido de colesterol, satisface también las recomendaciones actuales, en relación con la prevención de la ateroesclerosis. Pero, permítaseme que insista, no es más que un modelo para orientar al lector. No es, ni pretende ser, la dieta «ideal».

Por otra parte, la utilización de los alimentos mencionados en forma de platos diversos debe quedar al arbitrio del ama de casa. No es mi intención hacer de esta obra un libro de cocina. Basta seguir las indicaciones que haré al hablar del efecto de la cocción sobre el valor nutritivo de los alimentos, para que el ama de casa pueda preparar comidas perfectamente satisfactorias desde el punto de vista de la nutrición y apreciadas por sus comensales.

La dieta normal y el placer de comer

La dieta mejor concebida y más cuidadosamente calculada no es de mucha utilidad si la persona a quien se destina la encuentra inaceptable. Porque comer no es sólo satisfacer las necesidades nutritivas del organismo, es también un placer. Brillat-Savarin ha descrito este aspecto de la alimentación del hombre diciendo que el Creador, al obligarnos a tener que comer para vivir, nos recompensa con el placer que la comida nos produce. El placer de la mesa, según reza uno de sus más famosos aforismo, «es de todos los tiempos y todas las edades, y es el último que nos queda, cuando todos los demás nos han abandonado».

El origen de nuestros hábitos alimenticios y de nuestras preferencias gustativas es un asunto de gran complejidad cuyo estudio queda fuera de los límites de la presente obra. Debo comentar solamente algunos aspectos del problema, que espero sean de interés para el lector. Nuestros hábitos alimenticios están determinados por numerosos factores de todo orden, a cuya influencia estamos sometidos desde la primera época de la vida. Fundamentalmente, nuestros hábitos alimenticios, la preferencia por ciertos alimentos y la aversión hacia otros, se establecen durante la infancia. Todos recordamos con placer, a lo largo de nuestra vida, los platos que nos preparaba nuestra madre, que nos siguen pareciendo inimitables, aunque nuestra madre puede no haber sido la más admirable de las cocineras.

Son muchas las personas que manifiestan una resistencia invencible a probar alimentos o platos desconocidos. Cuando se piensa que la patata, a pesar de sus evidentes virtudes nutritivas, tardó casi trescientos años en alcanzar aceptación general en la alimentación europea, uno se siente inclinado a suscribir la opinión de un distinguido investigador norteamericano, según el cual es más fácil cambiar de religión que de hábitos alimenticios.

En el otro extremo, tenemos personas dispuestas a aceptar con entusiasmo todo lo que les parece nuevo, aunque en realidad no lo sea. Muchas de ellas adoptan, sin cuestionarlos, los regímenes dietéticos más disparatados, y se convierten en sus más fervientes propagandistas, sin pararse a considerar lo que hay en ellos de irracional.

Existe un tradicional antagonismo entre los especialistas en nutrición y los cocineros. Los primeros olvidan con frecuencia que la dieta mejor concebida es perfectamente inútil si no es aceptada por la persona a quien se destina. Los segundos, preocupados solamente por el aspecto gustativo de la comida, se olvidan de sus propiedades nutritivas. No hay razón para la existencia de este antagonismo.

Puesto que los hábitos alimenticios se establecen a edad temprana es conveniente acostumbrar a los niños al consumo de una dieta variada y es preciso intentar enseñarles los conocimientos elementales de nutrición desde los primeros niveles educativos. Aparte de servir para que se alimenten mejor es seguramente la mejor manera de evitar que el día de mañana sean víctimas de los errores que encierran tantos y tantos de los regímenes alimenticios a los que la sociedad contemporánea se ve expuesta.

Alteraciones de los alimentos durante la cocción

La gran mayoría de los alimentos que componen nuestra dieta son consumidos después de haber sido sometidos a la cocción, cuyos efectos favorables son mencionados en otros lugares de esta obra. En términos generales, la cocción de los alimentos contribuye a su mejor digestibilidad y los hace más atractivos el paladar, a la vez que destruye sustancias contenidas en algunos de ellos que pueden ejercer efectos perjudiciales para nuestra salud.

Pero la cocción ocasiona también algunos efectos desfavorables sobre las propiedades nutritivas de los alimentos, que debemos conocer a fin de tratar de evitarlos.

Los tres principios inmediatos (proteínas, grasas, hidratos de carbono) son afectados por el tratamiento térmico de los alimentos.

El sabor y el aroma de la carne asada y la apetitosa costra que se forma en su superficie se debe en parte a la llamada reacción de Maillard, que consiste en la formación de un compuesto entre los azúcares simples y los grupos amínicos libres de la lisina, principalmente. Esta misma reacción tiene lugar durante la cocción del pan en el horno.

El compuesto formado por la lisina y el azúcar no es utilizable por nuestro intestino. La reacción de Maillard, por tanto, reduce la cantidad de lisina utilizable de los alimentos. La pérdida de lisina es poco importante cuando el tratamiento térmico no es muy intenso y poco prolongado.

Las grasas experimentan transformaciones que tampoco son muy importantes en las condiciones habituales, a menos que el aceite empleado en la fritura se utilice repetidamente. Los aceites monoinsaturados, como el aceite de oliva, son más resistentes al calor que los poliinsaturados.

El efecto del calor sobre los hidratos de carbono, aparte de la reacción de Maillard antes mencionada, es, en general, favorable. La cocción en agua de los cereales, por ejemplo, da lugar a que los granos de almidón aumenten de tamaño, rompiendo las paredes celulares y haciendo que el almidón se haga más soluble y de más fácil digestión.

Las vitaminas hidrosolubles son sensibles al calor y pueden perderse, cuando el alimento que las contiene es cocido en agua que es descartada después de la cocción. La vitamina C es la más sensible de ellas, seguida de la folacina y la tiamina. La más estable es la niacina.

La vitamina C, que además de ser sensible al calor lo es a la oxidación y a la luz, plantea problemas importantes que debemos considerar. La vitamina C es destruida por un enzima (ascórbico oxidasa) que es liberado al destruir las células cuando el alimento es cortado en trozos muy pequeños o triturado. El enzima se inactiva a los 60° C, por lo que la destrucción de la vitamina es mínima si el alimento se introduce en agua hirviendo, en vez de introducirse en agua fría llevando ésta lentamente a ebullición. Esta maniobra contribuye también a evitar la oxidación de la vitamina, porque expulsa el oxígeno disuelto en el agua. La cocción en agua hirviente y en un recipiente cerrado favorece, por tanto, la conservación de la vitamina C. Del mismo modo, la pérdida de vitamina durante la fritura de las patatas es menor si las patatas, inmediatamente después de ser cortadas, son introducidas en el aceite ya caliente, en vez de introducirlas en el aceite frío, calentando lentamente. La pérdida de vitamina C se reduce también si la fritura se realiza en un recipiente profundo, con cantidad abundante de aceite, en vez de llevarla a cabo en una sartén plana con poco aceite.

Los siguientes datos dan idea de las pérdidas de ácido ascórbico de las patatas, según el método de cocción empleado. Las cifras representan la cantidad de ácido ascórbico perdida, en por ciento, de la cantidad del mismo contenida en el alimento antes de someterlo a la cocción o fritura: hervidas después de peladas, 20 a 50; hervidas sin pelar, 20 a 40; asadas al horno sin pelar, 10 a 40; fritas, 15 a 30.

Una parte de la vitamina C no destruida durante la cocción puede perderse si el alimento es mantenido caliente durante algún tiempo antes de ser consumido.

Las maniobras culinarias más corrientes dan lugar a una pérdida media de ácido ascórbico del orden de un 50 por ciento del contenido original del alimento. Si se tiene en cuenta lo dicho hasta ahora, se puede conservar hasta un 70 por ciento del ácido ascórbico originalmente contenido en el alimento. Las patatas cocidas en olla de presión pueden conservar hasta un 80 por ciento de su contenido original de ácido ascórbico.

La destrucción de la vitamina C es acelerada por la presencia de cobre, por lo que no es recomendable el empleo de recipientes fabricados con este metal para cocer los alimentos que contienen dicha vitamina.

La pérdida de vitamina C durante la cocción de los alimentos es particularmente importante en los países cuyas dietas deben su ácido ascórbico principalmente a las patatas y las hortalizas y verduras consumidas después de cocidas. La pérdida de vitamina C durante las maniobras culinarias es de menor importancia en países como el nuestro, cuya dieta posee un elevado contenido de ácido ascórbico aportado por frutas y ensaladas en su mayor parte.

La tiamina es también sensible al calor, pero menos que el ácido ascórbico. La adición de bicarbonato, practicada en ocasiones para conservar el color verde de ciertos alimentos, acelera la destrucción de esta vitamina. Con los procedimientos culinarios corrientemente empleados la pérdida de esta vitamina es del orden de un 10 a 20 por ciento del contenido original del alimento.

Los minerales, por supuesto, son resistentes al calor. Su pérdida durante las maniobras culinarias se debe a que pueden pasar al agua de cocción; pero las pérdidas no son en general de consideración. Una regla útil para conservar los minerales y las vitaminas hidrosolubles en general consiste en reducir en lo posible el volumen de agua empleado y utilizar el agua de cocción para la preparación de sopas o salsas. El caldo de cocido es un buen ejemplo de esta razonable práctica.

La cocción del arroz es otro buen ejemplo. Cuando el agua de cocción del arroz se desecha después de la cocción, la pérdida de tiamina es del orden de un 50 por ciento del contenido original y otro tanto ocurre con otras vitaminas hidrosolubles. Cuando el agua de cocción que no es retenida por el arroz se pierde por evaporación, la pérdida es mucho menor. Espero que esto sea del agrado de los aficionados a la paella.

Creo que no es necesario presentar más datos para que el lector tenga una idea de los efectos de la técnica culinaria sobre el valor nutritivo de la dieta. Las pérdidas de nutrientes producidas por las maniobras corrientes no son muy importantes en los países que disponen de dietas abundantes y variadas. En todo caso, el ama de casa y el cocinero deben tenerlas en cuenta, sobre todo cuando el aporte de un nutriente esencial procede principalmente de un alimento. En estas circunstancias, la cocción del alimento en cuestión puede poner en peligro el contenido de la dieta en dicho nutriente esencial.

Debo añadir, por último, que el efecto del calor depende de su intensidad y de la duración de la cocción. Los efectos del cocinado con microondas o radiación infrarroja no son distintos de los producidos por otras fuentes de calor. Cuando las microondas o la radiación infrarroja se emplean solamente para recalentar alimentos previamente cocinados, no suele producirse pérdida adicional de nutrientes.

Distribución de las comidas

La cantidad total de alimentos que componen la dieta diaria pocas veces es consumida en una sola comida. Es generalmente distribuida entre varias comidas, ingeridas separadamente a lo largo del día. Pero la distribución de las comidas en el tiempo y la cantidad de energía suministrada por cada una de ellas varía considerablemente de un país a otro y en distintas personas dentro de un mismo país.

En realidad no sabemos con exactitud cuál es la distribución de las comidas que, a largo plazo, puede ser más favorable para nuestra salud. Nuestro apetito no es capaz por sí solo de ajustar día a día la cantidad de energía ingerida en forma de alimentos a las demandas energéticas de nuestro organismo. Son necesarios siete u ocho días para que el contenido de energía de la dieta consumida espontáneamente y las demandas de energía del sujeto se equilibren. Son muchos los estudios experimentales que sobre esta cuestión se han realizado. De ellos, debo mencionar el realizado desde hace algunos años en Escocia por N. Taggart. Durante once semanas seguidas la persona que realizó este experimento anotó cuidadosamente su peso y los alimentos consumidos. Al final de las once semanas analizó los datos recogidos y se encontró con la sorpresa de que durante los cinco primeros días de la semana (de lunes a viernes) perdía por término medio 0,5 kg. de peso, que volvía a ganar entre el sábado y el domingo. El cálculo de las dietas consumidas demostró que la dieta espontáneamente consumida durante los cinco primeros días de la semana tenía un valor calórico medio de 2.300 kilocalorías por día, mientras que la consumida el sábado era de 2.500 kilocalorías por día y la consumida el domingo era de 3.060 kilocalorías por día. De estos datos puede deducirse que las necesidades medias de energía de esta persona (una investigadora experimentada) eran de 2.440 kilocalorías por día; pero las dietas espontáneamente consumidas no coincidieron ningún día con esta cifra. Esta persona no se daba cuenta de los cambios experimentados por su consumo de alimentos y en ningún momento sintió sensación de hambre o de haber comido en exceso.

Por otra parte, experimentos en animales (ratas) han demostrado que cuando una cantidad de alimentos igual a la consumida diariamente por el animal es administrada de una sola vez, a través de una sonda gástrica, los animales ganan mucho peso, mientras que cuando comen la misma cantidad de la misma dieta en pequeñas porciones distribuidas a lo largo del día, como es habitual en la rata, el peso se mantiene constante.

Estos resultados despertaron gran interés en relación con el problema de la obesidad, pero no es seguro que el mismo fenómeno se dé en el hombre. Estudios realizados por investigadores checoslovacos en 440 hombres adultos indican que las personas que comían sólo de 1 a 3 comidas al día tenían peso corporal más elevado, niveles más altos de colesterol y más baja tolerancia a la glucosa que aquellos que distribuían su dieta diaria entre cinco o seis comidas. Otros autores han obtenido diferentes resultados. Hace ya bastantes años realizamos en nuestro laboratorio un estudio sobre estudiantes obesos que querían perder peso. Los resultados demostraron que la pérdida de peso y los niveles de colesterol no eran significativamente diferentes cuando los sujetos consumían la misma dieta preparada en el laboratorio en tres o seis comidas diarias.

Muchos autores piensan que es ventajoso distribuir la dieta diaria en proporciones iguales entre las tres comidas. Pero en nuestro país, y en otros, el desayuno suele ser de valor calórico muy inferior al de las otras comidas. Ha podido demostrarse que los niños que van a la escuela sin desayunar, o después de haber tomado un desayuno muy ligero, tienen peor comportamiento y menor capacidad de atención que aquellos que han recibido un desayuno suficiente. Del mismo modo ha podido observarse que los trabajadores de algunas industrias que acuden al trabajo sin desayunar, o después de un desayuno muy ligero, cometen más errores y sufren más accidentes que los que acuden después de haber consumido un desayuno más abundante.

Parece, pues, que podría ser útil que nuestros conciudadanos consumidores de un desayuno muy ligero se decidiesen a hacer un desayuno de mayor valor calórico. No soy muy optimista en cuanto a la posibilidad de conseguir este cambio.

En cuanto a los efectos que sobre la salud puede ejercer a largo plazo la distribución de las comidas no poseo información científica suficiente para decidir cuál puede ser la más ventajosa.

En cuanto a la composición de las distintas comidas son muchos los autores que creen conveniente que cada una de las comidas, al igual que la dieta total, contenga alimentos representativos de los seis grupos de alimentos habitualmente consumidos. En el caso de las proteínas, por ejemplo, se ha demostrado que el fenómeno de la suplementación proteica no se produce en animales como la rata cuando las dos proteínas de distinto valor biológico se administran separadas, con un intervalo de tiempo entre su administración.

Todo lo que precede tiene por objeto poner de relieve la futilidad de los regímenes dietéticos que preconizan rígidos sistemas de alimentación, administración separada de distintas clases de alimentos y que hablan de incompatibilidades entre los alimentos individuales.

Algunos de estos regímenes pueden ser útiles en personas con hábitos alimenticios extremadamente desordenados, a los que pueden ayudar a adquirir hábitos más regulares. Los éxitos atribuidos a algunas de tales dietas se deben a su efecto educativo y no a la veracidad de los supuestos en que se basan.

El consumo de alimentos fuera de las comidas regulares puede contribuir a que las personas que lo practican coman menos a la hora de comer, lo que puede dar lugar a que no consuman algunos alimentos que son importantes para satisfacer las necesidades de algunos nutrientes esenciales.

IV. DIETA Y SALUD

La existencia de una relación entre la dieta alimenticia y la salud del hombre debió ser sospechada por nuestros antepasados desde los tiempos más remotos, dando lugar a una serie de creencias que atribuían propiedades mágicas a ciertos alimentos.

No es, pues, sorprendente que los hombres primitivos bebiesen la sangre o comiesen el corazón de sus presas con la esperanza de adquirir la fuerza, la velocidad, la astucia o cualquier otra de las propiedades que en ellas admiraban. Lo sorprendente es que algunas de estas ideas, más o menos disfrazadas, hayan llegado hasta nosotros y que sean defendidas por miembros de nuestra sociedad que se consideran a sí mismos personas informadas. Tales personas, abrumadas por la propaganda, son capaces de creer que el pomelo, por ejemplo, posee un enzima que «disuelve» la grasa, aunque tal enzima no existe en el pomelo, ni en ningún alimento conocido.

La medicina griega

La medicina griega se hizo cargo de las relaciones entre dieta y salud y la obra de Hipócrates contiene admirables observaciones y recomendaciones dietéticas que acreditan la capacidad de observación del padre de la medicina. Para Hipócrates, la salud es el resultado del equilibrio de los cuatro componentes o humores del cuerpo humano: la sangre, la flema, la bilis amarilla y la bilis negra. La preponderancia de uno de estos componentes da origen al temperamento correspondiente. Así tenemos el temperamento sanguíneo, el flemático, el colérico y el melancólico. El papel de los alimentos consiste, según Hipócrates, en el mantenimiento del equilibrio entre los cuatro componentes corporales.

Las ideas hipocráticas dominaron el pensamiento médico durante siglos.

El descubrimiento de las vitaminas y el concepto de enfermedad por carencia

El descubrimiento de las vitaminas demostró que algunas de las enfermedades de la especie humana conocidas desde antiguo se debían a la ausencia de una vitamina dada en la dieta habitualmente consumida por los pacientes. La administración de la vitamina, o de los alimentos con elevado contenido de la misma, cura la enfermedad y evita su aparición.

No es difícil comprender que el concepto de enfermedad carencial encontrase cierta resistencia en un momento en el que el pensamiento médico estaba dominado por el auge de la bacteriología y la preocupación por las enfermedades infecciosas. Un factor que debió contribuir a la aceptación del concepto de enfermedad carencial fue, seguramente, el desarrollo de la incipiente endocrinología, al demostrar que la extirpación de una glándula de secreción interna daba lugar al desarrollo de un cuadro morboso atribuible a la falta de la hormona producida por la glándula.

Durante el segundo cuarto del presente siglo, el interés de los investigadores de la nutrición se centró, principalmente, en la identificación de las vitaminas y otros nutrientes indispensables, en el estudio de su estructura química y propiedades, y en el de las manifestaciones producidas por su carencia en el hombre y los animales de experimentación. Desde el punto de vista médico, el interés se centró principalmente en la identificación, tratamiento y prevención de los estados carenciales de la especie humana. De este modo se abrió paso la idea que las enfermedades carenciales «clásicas», como el raquitismo, el escorbuto, la pelagra o el beriberi no son las únicas carencias nutritivas que se presentan en nuestra especie. Muchas personas aparentemente sanas, como ya he mencionado, padecen deficiencias nutritivas de mayor o menor intensidad, que no llegan a manifestarse en un cuadro clínicamente definido, pero que constituyen un estado de salud precaria.

Dos estudios clásicos deben ser mencionados ahora, como ejemplo de esta dirección, en el estudio de las relaciones entre nutrición y salud.

El primero de ellos se debe al investigador escocés John Boyd Orr (más tarde Sir John), que fue el primer director de la Organización Mundial para los Alimentos y la Agricultura (FAO). El estudio de Orr lleva el título *Food, Health and Income,* es decir *Alimentos, salud e ingresos.* Orr estudió las dietas de 1152 familias británicas, pesando cuidadosamente en cada una de ellas los distintos alimentos consumidos durante una semana. Las familias fueron clasificadas de acuerdo con sus ingresos. El grupo I, constituido por las familias con ingresos más bajos, representaba un 10 por ciento de la población. El grupo VI, con ingresos más altos, representaba otro 10 por ciento. Cuatro grupos intermedios (II, III, IV y V), representativos cada uno de ellos de un 20 por ciento de la población, tenían ingresos progresivamente crecientes.

La calidad de las dietas consumidas se elevaba conforme lo hacían los ingresos de la familia. El consumo de pan y patatas era prácticamente igual para los seis grupos de población.

El cálculo de las dietas consumidas demostró que las familias del grupo I (el de más bajos ingresos) consumían dietas deficientes en todos los aspectos considerados: energía total, proteínas, vitaminas —especialmente A y C— y minerales —especialmente calcio e hierro—. Las familias del grupo II consumían una dieta adecuada en calorías y proteínas, pero deficiente en vitaminas y minerales. Lo mismo ocurría, en menor proporción, en cuanto a vitaminas y minerales, en las familias del grupo III.

Teniendo en cuenta las limitaciones del estudio, los resultados obtenidos por Orr demostraron que un 10 por ciento de la población británica de la época no disponía de ingresos suficientes para adquirir una dieta satisfactoria, aunque el suministro de alimentos para la población en conjunto era capaz de proporcionar una dieta adecuada a cada uno de sus miembros. El 50 por ciento de la población, representada por los grupos I, II y III, recibían dietas que fueron consideradas inadecuadas. Los criterios utilizados para evaluar el estado de salud de las familias (número de enfermedades, días de trabajo perdidos, etcétera) demostraron una mejoría progresiva al aumentar los ingresos, con poca diferencia entre los grupos V y VI.

El estudio de Orr tuvo gran repercusión en el Reino Unido, al demostrar las relaciones entre pobreza, salud y consumo de alimentos. Dio lugar a que se adoptasen medidas que influyeron notablemente sobre la política de alimentación del país. En parte, las medidas adoptadas como consecuencia del estudio de Orr facilitaron las que fue necesario adoptar para asegurar el buen estado de salud de la población británica durante la Segunda Guerra Mundial. El éxito del Ministerio Británico de Alimentación durante la guerra, siendo su principal consejero científico el distinguido bioquímico Sir Jack Drummond, es un buen ejemplo de la aplicación de los conocimientos científicos de nutrición para el mantenimiento de la salud y el bienestar de la población, cuando las circunstancias imponen una limitación en el suministro alimenticio.

La segunda obra que quiero comentar lleva el título *Poverty and Public Health (Pobreza y salud pública)* y se debe a dos oficiales sanitarios, los doctores M'Gonigle y Kirby. Se describen en ella las observaciones realizadas en la ciudad inglesa de Stockton-on-Tees. En esta ciudad existían dos barrios insalubres habitados por familias de bajos ingresos y afectadas muchas de ellas por el paro. En 1927, la población de uno de los barrios fue trasladada a nuevas viviendas dotadas de excelentes condiciones higiénicas y en un entorno dotado de las mejores condiciones sanitarias, mientras que los habitantes del otro suburbio permanecieron en sus antiguas viviendas. Durante los cinco años anteriores al traslado, la mortalidad en cada uno de los suburbios era prácticamente el doble de la mortalidad para todo el distrito. Durante los cinco años siguientes al traslado, la mortalidad siguió siendo prácticamente la misma para los habitantes que continuaban en el barrio insalubre.

La mortalidad en las familias trasladadas a las nuevas viviendas aumentó en el mismo período de 23 por 1.000 habitantes a 34. Este sorprendente resultado fue atribuido por los autores del estudio al empeoramiento de la dieta de las familias trasladadas. Debido al aumento de la renta y otros gastos, estas familias disponían de menos dinero para la adquisición de alimentos que los que permanecían en sus antiguas viviendas. Los beneficios para la salud que podían esperarse del traslado a viviendas más higiénicas fueron neutralizados, con creces, por el empeoramiento de la dieta consecutivo a la disminución de la cantidad de dinero disponible para la adquisición de alimentos.

Estos dos estudios constituyen un elocuente ejemplo del papel de la dieta como factor determinante de las relaciones entre salud y pobreza.

En cierto modo, la situación observada en Inglaterra aún se da en otros países en la actualidad, como he hecho notar con anterioridad al ocuparme de la dieta normal.

El papel de la dieta como factor determinante del estado de salud de las poblaciones humanas se pone de relieve de manera no menos dramática cuando comparamos la situación de los países desarrollados con la de los menos desarrollados. De esta cuestión debo ocuparme ahora.

Dieta y salud en el mundo actual

Aunque la producción mundial de alimentos es suficiente para proporcionar una dieta adecuada a cada una de los cinco mil millones de personas que viven en él, existe una notable diferencia entre los países desarrollados y los que llamamos países en vías de desarrollo en cuanto a su consumo alimenticio se refiere. Esto se traduce en una marcada diferencia en la patología prevalente en las poblaciones de los mismos.

Las principales causas de muerte y la patología dominante en los países en vías de desarrollo están directamente relacionadas con el consumo de dietas de insuficiente valor calórico y bajo contenido de nutrientes esenciales.

En los países más desarrollados, las principales causas de enfermedad y muerte están constituidas por las llamadas enfermedades degenerativas, cuyas principales características podemos resumir así:

1) Sus manifestaciones clínicas aparecen generalmente en la época media de la vida.

2) Tienen etiología múltiple.

3) Su desarrollo guarda alguna relación con el consumo de dietas de elevado valor calórico ricas en grasas pro-

cedentes de animales terrestres y alimentos de origen animal en general.

Según algunos autores (Leaf y Weber, 1987), nos encontramos al comienzo de una nueva era en el estudio de la nutrición humana, que arranca del reconocimiento del hecho de que la nutrición y la salud óptima están inextricablemente unidas. La nutrición, afirman los mencionados autores, es más que el suministro de los componentes de la dieta que conocemos. He repetido varias veces que es posible preparar dietas adecuadas con muy variadas mezclas de alimentos, pero parece evidente que cuando estas dietas son consumidas en cantidad superior a la necesaria, o contienen cantidades desproporcionadas de algunos de sus componentes, pueden tener un efecto desfavorable para la salud.

No es, pues, de extrañar que en los últimos decenios hayamos presenciado la aparición de numerosos estudios acerca del posible papel de distintos componentes de la dieta en el desarrollo de dichas enfermedades. Es difícil resumir esta información; por ello, debo limitarme a considerar brevemente tres grupos de enfermedades: las enfermedades cardiovasculares, la obesidad y la diabetes, y los datos que comienzan a aparecer acerca de la posible participación de la dieta en el desarrollo de las neoplasias malignas.

Dieta y enfermedades cardiovasculares

Denominamos ateroesclerosis a la forma de arterioesclerosis (endurecimiento de las arterias) caracterizada por el depósito de material graso (lípidos) en la pared vascular. Este depósito contiene colesterol, y la concentración de colesterol en el mismo aumenta con la gravedad de la lesión. Hace más de setenta años pudo demostrarse que los animales alimentados con dietas ricas en grasa y colesterol desarrollaban lesiones arteriales comparables a las observadas en la enfermedad humana.

El interés actual en el estudio del proceso ateroesclerótico se debe a que una de sus complicaciones clínicas, el infarto coronario, o cardiopatía isquémica coronaria, es una importante causa de muerte en los países desarrollados. En algunos de ellos, el infarto coronario es responsable de casi el 50 por ciento de las muertes que ocurren en varones de más de treinta y cinco años de edad.

Los estudios iniciados por Ancel Keys en el Laboratorio de Higiene Fisiológica de la Universidad de Minnesota y las contribuciones de otros autores han permitido establecer los hechos siguientes:

1. La lesión característica de la ateroesclerosis, la placa de ateroma, se desarrolla mucho más precozmente de lo que se pensaba tradicionalmente, según demostraron los patólogos americanos en los soldados muertos en acción en la Guerra de Corea (1950).

2. La incidencia de infarto muestra una elevada correlación estadística con el nivel de colesterol total del plasma sanguíneo. El nivel de colesterol del plasma es considerado un «factor de riesgo» en el desarrollo de la enfermedad.

3. Los niveles de colesterol son influidos por la cantidad y composición en ácidos grasos de las grasas de la dieta. Comparadas con los hidratos de carbono de la dieta mixta, las grasas saturadas elevan la concentración de colesterol, mientras que las poliinsaturadas la reducen. El efecto elevador de las grasas saturadas es aproximadamente el doble del efecto reductor de las poliinsaturadas. Las monoenoicas se comportan como los hidratos de carbono de la dieta, lo que quiere decir que rebajan el nivel de colesterol cuando son introducidas en la dieta en sustitución de una cantidad isocalórica de grasa saturada.

La llamada hipótesis dietética de la ateroesclerosis postula que el papel de la dieta en el desarrollo de la enfermedad coronaria se debe principalmente al efecto de las grasas contenidas en la misma sobre los niveles de colesterol plasmático. Esta hipótesis, por supuesto, no excluye la posible participación de otros factores dietéticos, de factores relacionados con el género de vida, y de posibles factores genéticos. Recuerde el lector que el grupo de enfermedades que nos ocupa se caracteriza por la intervención de factores múltiples en la génesis de las mismas.

Más recientemente se ha observado que no todas las fracciones de colesterol plasmático guardan la misma relación con el desarrollo del proceso ateroesclerótico. El colesterol, como los demás lípidos, no es soluble en agua, y a fin de poder ser transportado en el medio acuoso que es la sangre, nuestro organismo dispone de un mecanismo para su transporte que consiste en la asociación de los lípidos con proteínas. Estas asociaciones reciben el nombre de «lipoproteínas». Dos de ellas son de interés desde el punto de vista de la ateroesclerosis: la que llamamos lipoproteína de baja densidad (LDL) y la de alta densidad (HDL). La primera, que en el hombre transporta el 60 por ciento o más del colesterol total del plasma, es considerada un factor aterogénico (causante de ateroesclerosis), mientras que la de alta densidad, que transporta un 20 a 25 por ciento del colesterol total, ejerce un papel protector o antiaterogénico. HDL

Es, pues, de interés conocer el papel que las grasas de la dieta ejercen sobre los niveles de estas lipoproteínas en el plasma circulante. Estudios realizados en los últimos años indican que las grasas poliinsaturadas, como los aceites vegetales ricos en ácido linoleico, rebajan ambas fracciones lipoproteicas, mientras que los aceites monoinsaturados, como el aceite de oliva, al ser introducidas en la dieta en lugar de grasas saturadas, rebajan la fracción de colesterol transportada por la lipoproteína de baja densidad (LDL-Colesterol), sin afectar, o elevando, la fracción transportada por la lipoproteína de alta densidad (HDL-Colesterol). Por esta razón, y debido a la baja mortalidad coronaria observada en las países habitualmente consumidores de aceite de oliva, existe gran interés actual por el papel de las grasas monoinsaturadas como las potencialmente más favorables para la prevención dietética de la ateroesclerosis y sus complicaciones.

Otro nuevo aspecto de la participación de las grasas de la dieta en el desarrollo de la ateroesclerosis y sus complicaciones se deriva de los resultados obtenidos con aceites de pescados marinos. Hace unos treinta años, los doctores Anderson, Keys y yo describimos el efecto rebajador del colesterol de estos aceites, que es semejante al de los aceites vegetales ricos en ácido linoleico. Los aceites de pescado han vuelto a despertar nuevo interés, al descubrirse hace unos quince años que, además de reducir el nivel de colesterol, reducen también muy eficazmente el nivel de triglicéridos (grasas neutras) del plasma sanguíneo.

Los ácidos grasos que se encuentran en los aceites de pescado, aparte de su elevado tamaño molecular y de su elevado número de enlaces dobles, que será señalado al hablar de las grasas de los alimentos, poseen una característica estructural que los diferencia del ácido linoleico. El doble enlace situado más cerca del extremo metílico terminal de la cadena del ácido graso está situado en el carbono 3, a contar de dicho extremo de la molécula. Se piensa en la actualidad que esta configuración (n-3) confiere a dichos ácidos grasos una serie de propiedades antiaterogénicas, aparte de su efecto sobre la concentración de colesterol total del plasma.

Durante muchos años, quienes hemos estado interesados por el estudio del papel de las grasas de la dieta en el metabolismo lipídico hemos repetido que los esquimales son prácticamente el único grupo humano que subsiste habitualmente con una dieta de elevado contenido en ácidos grasos poliinsaturados. Estudios realizados en los últimos diez años por investigadores daneses han aportado datos interesantes acerca de la mortalidad coronaria entre los esquimales de Groenlandia. Según estos datos, la mortalidad coronaria en Groenlandia es sólo un 5,3 por ciento de la mortalidad total, mientras que es un 34,7 por ciento en Dinamarca y un 40,4 por ciento en Estados Unidos.

La cantidad total de grasa de la dieta de los esquimales es muy semejante a la de la dieta danesa, pero la proporción de ácidos grasos saturados y de poliinsaturados, como el ácido linoleico, es mayor en la dieta danesa. La dieta de los esquimales, en cambio, contiene más ácidos grasos monoinsaturados y más poliinsaturados de configuración semejante a la de los ácidos grasos de los aceites de pescado (configuración n-3). De acuerdo con estos hechos, una de las más recientes ideas acerca del papel de las grasas de la dieta en el desarrollo de la ateroesclerosis (Eaton y Konner, 1985) supone que la «epidemia» de ateroesclerosis iniciada hace unos cien años en los países desarrollados está relacionada con el aumento en el consumo de grasas saturadas y la disminución del consumo de grasas ricas en ácidos grasos poliinsaturados semejantes a los que se encuentran en los aceites de pescado. No es éste el lugar para analizar esta hipótesis. He querido mencionarla para que el lector pueda comprender la evolución de nuestras ideas y nuestros conocimientos respecto al papel de las grasas de la dieta en el desarrollo de la ateroesclerosis.

Es evidente que el papel de las grasas en la nutrición del hombre no se agota con su papel tradicional como combustible, material de construcción, vehículo de vitaminas liposolubles y fuente de ácidos grasos indispensables. La participación de las grasas de la dieta en el desarrollo de la ateroesclerosis, y quizás en otras enfermedades, es mucho más compleja y más apasionante de lo que podíamos suponer hace treinta y cinco años, cuando comenzamos a interesarnos por esta cuestión.

Obesidad y diabetes

La asociación entre diabetes tipo II (no insulinodependiente) y obesidad es bien conocida. La mayoría de estos diabéticos son obesos. No todos los obesos son diabéticos, pero muchos de ellos muestran alteraciones metabólicas comparables a las observadas en los diabéticos de tipo II (resistencia a la insulina, concentración elevada de insulina en el plasma sanguíneo).

Los luchadores japoneses de lucha *Sumo,* que son sometidos a un régimen de cebamiento, desarrollan obesidad y padecen diabetes con frecuencia cinco veces mayor que la observada en la población japonesa general.

La obesidad, ya hemos hablado de ello, es el resultado del consumo habitual de dietas cuyo valor calórico es mayor que las necesidades de energía del sujeto. No hay ningún alimento que tenga propiedades especiales como causante de obesidad o delgadez. La capacidad de una dieta para producir obesidad se debe al exceso de energía que suministra y no a la naturaleza de los alimentos que la componen.

No es posible atribuir el desarrollo de la diabetes a ningún componente determinado de la dieta. En contra de una creencia muy extendida, los hidratos de carbono, incluyendo al azúcar, no son más «diabetógenos» que otro alimento suministrado en la dieta habitual. Los estudios clásicos de Himsworth en Inglaterra, y los más recientes de West, muestran que la incidencia de diabetes es menor en las poblaciones que consumen habitualmente dietas de elevado contenido hidrocarbonado.

La limitación de la cantidad de alimentos, aunque se acompañe de un aumento en la proporción de hidratos de carbono de la dieta consumida, tiende a mejorar las manifestaciones de la enfermedad y a disminuir la mortalidad atribuible a la diabetes. Recuérdense las observaciones clásicas de Bouchardat durante el sitio de París (1870) y las más recientes de Himsworth en la población británica durante la Segunda Guerra Mundial.

Obesidad y diabetes, dos enfermedades frecuentes en las sociedades avanzadas, son, pues, un ejemplo de enfermedades en cuyo desarrollo hay una evidente participación de la dieta, relacionada principalmente con el valor calórico de la misma, más que con su composición.

Neoplasias malignas

Son muchos los autores que piensan en la actualidad que la dieta ejerce alguna influencia sobre el desarrollo de las neoplasias malignas. Pero los datos que poseemos son aún limitados y deben ser tratados con gran prudencia. Creo justificado decir que no conocemos en la actualidad ningún alimento que sea cancerígeno *per se,* o capaz de curar el cáncer.

Me refiero, por supuesto, a alimentos que no han sido contaminados accidental o deliberadamente con sustancias cancerígenas. En lo que sigue me ocuparé exclusivamente de los componentes intrínsecos de los alimentos, y no de las sustancias que pueden llegar a ellos accidental o deliberadamente.

Hace más de setenta años que algunos investigadores (Rous) observaron que la restricción alimenticia retrasaba el desarrollo de tumores implantados en los animales de experimentación. Casi cincuenta años más tarde se observó que en algunas formas de obesidad experimental los animales mostraban una elevada incidencia de tumores mamarios.

Los estudios epidemiológicos han demostrado notables diferencias entre distintas poblaciones en cuanto a la incidencia de ciertas enfermedades neoplásicas y la mortalidad por ellas producidas. El cáncer de estómago, por ejemplo, es muy frecuente en los varones japoneses, mientras que su incidencia es mucho menor en Estados Unidos. Tengo entendido que la incidencia de cáncer de estómago está disminuyendo en España.

Varios autores han encontrado una correlación positiva entre el consumo de grasa y la incidencia de varios tumores, como los cánceres de mama, ovario y útero en la mujer, y el cáncer de próstata en el hombre. No se ha observado, en cambio, una relación evidente entre el contenido proteico de la dieta y la incidencia de neoplasias malignas.

Es posible que algunos de los componentes no nutritivos de los alimentos sean importantes para explicar las relaciones entre alimentación y desarrollo de tumores malignos. El cáncer de colon, por ejemplo, es la forma más frecuente de cáncer de los órganos digestivos entre los varones norteamericanos, mientras que es muy poco frecuente en las poblaciones más primitivas. Esta observación ha dado lugar a que algunos autores (Burkitt, Trowell) atribuyan la baja incidencia de cáncer de colon al consumo de dietas ricas en residuo no digestible (fibra). A pesar de la extensa literatura sobre esta cuestión, el reciente informe de la Academia Nacional de Ciencias de los Estados Unidos (1982) concluye que la relación entre consumo de fibra y cáncer de colon no está definitivamente demostrada. Algunos de los componentes no nutritivos de los alimentos pueden desempeñar un papel importante, favoreciendo la destrucción de posibles agentes cancerígenos por el organismo. Esta interesante posibilidad es objeto de investigación en la actualidad, mas no debo extenderme en la descripción de estos experimentos. El informe de la Academia Nacional de Ciencias de Estados Unidos, al que antes me he referido, concluye: «Hay suficiente evidencia para admitir que ciertos vegetales ricos en caroteno y las crucíferas son capaces de reducir la incidencia de cáncer de distintas localizaciones en la especie humana. Un número de nutrientes y de sustancias no nutritivas presentes en estos vegetales inhiben la carcinogénesis en los animales de laboratorio.» El informe advierte, sin embargo: «El hecho que un compuesto inhiba el efecto de ciertas sustancias cancerígenas en los animales de experimentación no prueba que el efecto se desarrolle en el hombre. Puede tener también efectos adversos.»

Comentario final

Espero que los datos que acabo de presentar puedan ayudar al lector a comprender algunos de los nuevos aspectos de las relaciones entre dieta y salud revelados por las recientes investigaciones. Algunos de estos resultados pueden servir para introducir nuevos criterios en la busca de la dieta más conveniente para nuestra salud. Es posible que entre la multitud de dietas capaces de satisfacer las necesidades nutritivas de nuestro organismo haya algunas que puedan contribuir además a evitar algunas de las enfermedades degenerativas frecuentes en los países desarrollados. Esta es la razón por la que se recomienda reducir la proporción de grasa en la dieta de dichos países. Estamos al comienzo de una nueva era, en la que, a la vez que consideramos la capacidad de la dieta para satisfacer las necesidades nutritivas de nuestro organismo, debemos tomar en cuenta las posibles relaciones de la misma con el desarrollo de las enfermedades degenerativas. El lector debe recordar, sin embargo, que cualquier modificación de la dieta aconsejada por los nuevos conocimientos debe hacerse conservando la capacidad de aquélla para satisfacer las necesidades de energía y nutrientes esenciales de nuestro organismo.

V. PRINCIPIOS DE NUTRICION Y ALIMENTACION

NECESIDADES NUTRITIVAS DEL ORGANISMO HUMANO. NECESIDADES DE ENERGÍA, MATERIALES DE CONSTRUCCIÓN Y REGULADORES METABÓLICOS

Entendemos por nutrición el conjunto de procesos mediante los cuales nuestro organismo utiliza, transforma e incorpora en sus estructuras una serie de sustancias químicamente definidas que recibe del mundo exterior formando parte de los alimentos y elimina los productos de transformación de las mismas. Los procesos nutritivos tienen tres finalidades principales:

a) Suministrar la energía necesaria para el mantenimiento del organismo y sus funciones.

b) Suministrar los materiales necesarios para la edificación de las estructuras corporales, su renovación y reparación.

c) Suministrar las sustancias necesarias para la regulación de las numerosas reacciones químicas que en el organismo se verifican, y a cuyo conjunto denominamos metabolismo.

Podemos definir la alimentación como la parte externa del proceso nutritivo, es decir, el acto mediante el cual introducimos en nuestro organismo, normalmente por la boca, los distintos alimentos que nos sirven de sustento.

Pero los alimentos, como tales, no van a penetrar realmente en el interior de nuestro organismo, al que sólo llegan después de haber sido transformados en el aparato digestivo. La función del aparato digestivo consiste fundamentalmente en desintegrar los alimentos liberando las diversas sustancias que en ellos se encuentran, para que éstas puedan atravesar la pared intestinal y llegar a la sangre que va a transportarlas y distribuirlas a las células y tejidos que constituyen nuestro organismo.

Pero muchas de las sustancias nutritivas que componen los alimentos habituales son de gran tamaño molecular y no pueden ser absorbidas. Dichas sustancias deben ser degradadas durante la digestión, y transformadas en sustancias de pequeño tamaño molecular susceptibles de ser absorbidas. Los hidratos de carbono de gran tamaño molecular, como el almidón, que constituye la mayor parte de los hidratos de carbono contenidos en los alimentos, son degradados y absorbidos en forma de glucosa. Los disacáridos, como la sacarosa y la lactosa, son absorbidos después de haber sido desdoblados en los dos azúcares simples que los constituyen (glucosa y fructosa en el caso de la sacarosa y glucosa y galactosa en el de la lactosa). Las grasas neutras (o triglicéridos) son transformadas en dos moléculas de ácidos grasos y una de monoglicérido (una molécula de glicerina unida a una de ácido graso) y en esta forma van a ser absorbidas. Las proteínas están constituidas por la unión de unas moléculas orgánicas más pequeñas que llamamos aminoácidos. En el aparato digestivo, las proteínas son degradadas, los aminoácidos que las constituyen son liberados, y en esta forma van a ser absorbidas por el intestino.

Creo importante insistir en esto, no sólo para recordar al lector el papel de la digestión en el proceso nutritivo, sino también para ayudarle a comprender por qué los alimentos, como tales, no participan directamente en los procesos nutritivos. Son sus componentes liberados durante la digestión los que van a intervenir en dichos procesos. Desde el punto de vista de la nutrición, es el contenido de los alimentos en compuestos químicamente definidos, o nutrientes, capaces de ser absorbidos, lo que determina su valor nutritivo. Por otra parte, cuando una molécula de glucosa, por ejemplo, llega a la sangre, nuestro organismo no tiene manera de saber si procede del almidón o del azúcar del azucarero. Del mismo modo, cuando una molécula de vitamina C llega a la sangre, nuestro organismo es incapaz de saber si procede de una naranja, de una patata, de un pimiento, o de un comprimido adquirido en la farmacia.

Es preciso recordar ahora que, aparte de los nutrientes necesarios para nuestra nutrición, los alimentos que habitualmente consumimos contienen multitud de sustancias químicamente identificadas que no son indispensables para nuestra nutrición. Ya me he ocupado de esta cuestión al tratar de la idea de *alimento natural*.

Los alimentos contienen también sustancias que nuestro aparato digestivo no es capaz de digerir, y que no son absorbidas por el intestino. Estas sustancias constituyen lo que podríamos llamar el *residuo no digestible* de la dieta, que corresponde a lo que, con no mucha propiedad, llamamos habitualmente *fibra dietética*. Estas sustancias no participan en los procesos nutritivos, no pasan al interior del organismo y no llegan a las células que lo constituyen, en las que dichos procesos se verifican. Son importantes para regular los movimientos del intestino y quizá para proteger a la pared intestinal.

Son, pues, los nutrientes contenidos en los alimentos y liberados durante la digestión los que van a participar en los procesos nutritivos y los que, como ya se ha dicho, van a determinar el valor nutritivo de un alimento. Algunos nutrientes esenciales para nuestra nutrición se encuentran combinados con otros componentes de los alimentos. Esta combinación no se desdobla durante la digestión, por lo que el nutriente en cuestión no puede ser utilizado por nuestro organismo. Cada uno de los distintos nutrientes contenidos en los alimentos desempeña una función relacionada con una de las tres finalidades de los procesos nutritivos que han sido mencionadas; pero algunos de ellos pueden desempeñar varias funciones, como veremos más adelante.

Necesidades de energía

Los seres vivos, y por tanto el organismo humano, son sistemas sumamente inestables que para subsistir necesitan un continuo aporte de energía. Esta energía procede de la oxidación en las células que componen nuestros tejidos de los tres componentes orgánicos principales de la materia viva, a los que habitualmente llamamos *principios inmediatos*: los hidratos de carbono, las grasas y las proteínas. El organismo humano puede obtener energía de la oxidación del alcohol contenido en las bebidas alcohólicas.

La cantidad de oxígeno consumida por una persona en un momento dado nos da, pues, una medida de las oxidaciones que tienen lugar en el organismo y, por tanto, de sus necesidades de energía. Pero la cantidad de energía liberada al consumir una cierta cantidad de oxígeno depende de la naturaleza de las sustancias oxidadas por el organismo en cada momento. El consumo de un litro de oxígeno corresponde a la liberación de 5,0 kilocalorías cuando se oxidan hidratos de carbono, de 4,9 kilocalorías cuando se oxida grasa, y de 4,6 kilocalorías cuando se oxidan proteínas.

De acuerdo con la llamada *Ley de Hess,* que es un corolario del primer principio de termodinámica, o principio de conservación de la energía, la cantidad de calor liberada durante la oxidación de una unidad de peso de hidratos de carbono o de grasa, en el organismo, es igual a la liberada cuando la misma cantidad de estas sustancias es quemada en un calorímetro en el laboratorio, porque en ambos casos los productos de oxidación son los mismos: anhídrido carbónico (CO_2) y agua (H_2O). Las proteínas, en cambio, al ser oxidadas en el organismo, dan lugar a la formación de productos nitrogenados (principalmente urea en el caso del hombre) que aún poseen un cierto calor de combustión. La cantidad de calor liberada por la oxidación de 1 g. de proteína en el organismo es, por tanto, igual a la diferencia entre el calor de combustión de la proteína y el de los productos de su oxidación eliminados por la orina. El calor de combustión de 1 g. de proteína de huevo es de 5,58 kilocalorías, pero el correspondiente a los productos derivados de la misma cantidad de proteína eliminados por la orina es 1,25 kilocalorías. En consecuencia, la cantidad de energía liberada por la oxidación de 1 g. de proteína en el organismo será 5,58 — 1,25 = 4,33 kilocalorías.

La utilización digestiva de los principios inmediatos no es completa. En consecuencia, los valores calóricos utilizados en los cálculos dietéticos son los valores corregidos por Atwater, a saber: 4 kilocalorías por gramo para los hidratos de carbono y las proteínas y 9 kilocalorías por gramo para las grasas. La oxidación de 1 g. de alcohol etílico en el organismo libera 7 kilocalorías.

La energía liberada por la oxidación de los principios inmediatos y el alcohol, en contra de una creencia muy arraigada, no está primariamente destinada a mantener la temperatura corporal de los animales que como el hombre mantienen temperatura corporal constante, es decir, los animales homeotermos. Como escribió Armsby hace muchos años: «No metabolizamos para mantenernos calientes, nos mantenemos calientes porque metabolizamos.»

Dicha energía se utiliza principalmente para sufragar el costo de ciertos procesos indispensables para la vida. Dos de ellos son de particular importancia: la síntesis proteica y el transporte activo de sustancias a través de la membrana celular.

Las proteínas, que constituyen el componente fundamental de la materia viva (de ahí su nombre), se renuevan continuamente. Un hombre normal de 70 kg. contiene un 15 por ciento aproximadamente de proteínas, es decir, unos 10,5 kg. Entre 200 y 300 g. de proteínas corporales son destruidos diariamente, pero el organismo sintetiza la misma cantidad, de modo que su contenido proteico permanece prácticamente constante durante la vida adulta. Pero la síntesis de proteínas es un proceso costoso en términos de energía. La síntesis proteica de un sujeto adulto requiere entre un 30 y un 40 por ciento, aproximadamente, de lo que llamamos energía de mantenimiento, es decir, la cantidad de energía necesaria para mantener la vida del organismo humano en condiciones de reposo y ayuno. Estas necesidades de mantenimiento corresponden aproximadamente a lo que llamamos *metabolismo basal.*

Los órganos que componen nuestro organismo difieren unos de otros en sus necesidades de energía y en la naturaleza de los combustibles que emplean. El cerebro, que sólo pesa un 2 por ciento del total del cuerpo humano en el adulto, es responsable de un 20 por ciento de las necesidades totales de energía de mantenimiento. El cerebro utiliza normalmente glucosa como combustible (unos 140 g. por día), y lo mismo ocurre con los glóbulos rojos y la retina, que utilizan alrededor de otros 40 g. diarios de glucosa. En cambio, la musculatura, que constituye un 40 por ciento del peso corporal aproximadamente, tiene una demanda de energía de mantenimiento (es decir, en reposo) del mismo orden de magnitud que la del cerebro, y puede utilizar como combustible glucosa y ácidos grasos.

Las células que componen nuestro organismo mantienen un continuo intercambio con los líquidos orgánicos que las rodean. Reciben de ellos las sustancias que necesitan para su nutrición, y devuelven a dichos líquidos los productos derivados de las transformaciones que dichas sustancias experimentan en la célula. El transporte de sustancias a través de la membrana celular requiere también energía, por ello lo llamamos *transporte activo.* Además, la distribución iónica a los dos lados de la membrana celular se caracteriza porque el potasio (K^+) es el principal ion intracelular, mientras que el sodio (Na^+) se encuentra principalmente en los líquidos extracelulares. El mantenimiento de esta distribución iónica se lleva a cabo mediante un mecanismo que denominamos *bomba de sodio,* que también requiere energía. El coste del transporte activo y el del mantenimiento de la distribución iónica son responsables, en algunos tejidos al menos, de otro 30 a 40 por ciento de las necesidades de energía de mantenimiento.

Las funciones mecánicas indispensables para la vida, como los movimientos del corazón y los movimientos respiratorios y digestivos, no representan más de un 10 por ciento de las necesidades de energía de mantenimiento del cuerpo humano.

Estimación cuantitativa de las necesidades de energía del organismo humano

Las necesidades de energía del hombre se componen de las tres partidas siguientes:

1. Necesidades de mantenimiento.
2. Costo de la actividad física.
3. Efecto térmico de los alimentos.

Las necesidades de energía de mantenimiento corresponden idealmente, como ya se ha dicho, a la cantidad mínima de energía necesaria para sufragar el costo del mantenimiento del organismo y sus funciones, en ausencia de actividad física, en ayunas y en un medio de temperatura confortable. Corresponden, como también se ha dicho, a la medida que denominados *metabolismo basal.* Pero el metabolismo basal es utilizado en medicina principalmente como una prueba diagnóstica y esto hace que su significado como expresión de las necesidades de energía de mantenimiento sea olvidado frecuentemente en la literatura médica, debido en parte a la introducción en clínica de otros métodos diagnósticos.

Las necesidades de energía se expresan habitualmente, como ya hemos hecho, en términos de kilocalorías. Debo, pues, recordar al lector que una kilocaloría es la cantidad de calor necesaria para elevar en un grado centígrado la temperatura de un kilo de agua. La kilocaloría utilizada en los cálculos dietéticos es la kilocaloría 15, que es la cantidad de calor necesaria para elevar la temperatura de un kilo de agua de 14,5 a 15,5 grados centígrados. Esta unidad tiende a ser sustituida en la actualidad por la unidad absoluta de energía, el joule. La ventaja teórica de esta unidad es su independencia de la forma de energía de que se trata. No obstante, en esta obra utilizaremos la kilocaloría por ser la unidad más empleada en los estudios de nutrición y porque la medida directa o indirecta de la producción de calor es la forma en que expresamos habitualmente los cambios de energía en el organismo humano. No hay, por otra parte, dificultad alguna en pasar de kilocalorías a kilojoules sabiendo que una kilocaloría es igual a 4,18 kilojoules y que un kilojoule equivale a 0,239 kilocalorías.

Para un varón normal de veinticinco años, las necesidades de energía de mantenimiento pueden estimarse en una kilocaloría por kilo de peso, por hora. Si esta persona pesa 70 kg., sus necesidades diarias de mantenimiento pueden cifrarse en 70 × 24 = 1.680 kilocalorías. Esta cantidad de energía corresponde aproximadamente a la consumida por una bombilla de 80 watios.

Para una mujer de la misma edad, podemos calcular que sus necesidades de energía de mantenimiento son del orden de 0,95 kilocalorías por kilo, por hora. Si esta persona pesa 55 kg., sus necesidades diarias serán, por tanto: 0,95 × 55 × 24 = 1.254 kilocalorías, que vienen a corresponder al gasto energético de una bombilla de 60 watios.

La actividad física se acompaña de un aumento de las necesidades de energía, que se manifiesta por una elevación del consumo de oxígeno del sujeto, hecho demostrado por Lavoisier hace doscientos años. El joven de veinticinco años y 70 kg., al que antes nos hemos referido, consume en reposo unos 240 ml. de oxígeno por minuto. Si este joven corre a gran velocidad, su consumo de oxígeno se eleva rápidamente hasta alcanzar unos 4 litros por minuto; 16,6 veces más que en reposo. En atletas muy entrenados que realizan actividades deportivas de gran intensidad, el consumo de oxígeno puede llegar a 7 litros por minuto, es decir, 28 a 30 veces más que en reposo.

Poseemos numerosos datos que nos permiten calcular las necesidades de energía para diversas formas de actividad física. Algunos ejemplos se presentan en la tabla V.

TABLA V

GASTO DE ENERGIA DURANTE LA EJECUCION DE TRABAJO FISICO DE DISTINTA ACTIVIDAD, PARA VARONES DE 25 AÑOS Y 65 A 70 KG DE PESO. SEGUN DAVIDSON Y PASSMORE (1986)

Trabajo ligero. 2,5 a 4,9 kilocalorías por minuto

Industria ligera. Línea de montaje. Industria eléctrica. Carpintería. Ejercicio militar. Trabajo del hogar con electrodomésticos. Trabajo de construcción (albañil, pintor). Trabajo agrícola mecanizado. Conducir un camión. Jugar al golf o a los bolos.

Trabajo moderado. 5,0 a 7,4 kilocalorías por minuto

Trabajo con pico y pala. Trabajo agrícola no mecanizado. Marcha militar con fusil y mochila. Baile de salón. Jardinería. Tenis. Montar en bicicleta (hasta 16 km por hora).

Trabajo pesado. 7,5 a 9,9 kilocalorías por minuto

Minero de carbón. Jugar al fútbol.

Trabajo muy pesado. Más de 10 kilocalorías por minuto

Leñador. Trabajo en alto horno. Natación (crawl). Carrera a campo traviesa. Alpinismo.

Con estos datos, conociendo el peso del sujeto y el tiempo empleado en cada una de las distintas actividades, no es difícil calcular las necesidades diarias de energía, con razonable aproximación.

Puesto que la actividad física lleva consigo generalmente el desplazamiento del cuerpo, el peso es un factor importante como determinante del costo energético de la actividad. Para un varón que marcha en terreno llano a la velocidad de 4,5 km. por hora, las necesidades de energía son de 4,10 kilocalorías por minuto, si pesa 65 kg. En las mismas condiciones, un varón de 80 kg. necesita 4,60 kilocalorías por minuto.

El joven de veinticinco años y setenta kilogramos, tantas veces mencionado, necesita unas 2.600 kilocalorías diarias si su actividad física es moderada y su trabajo es un trabajo sedentario; pero si practica actividades deportivas o ejecuta trabajo intenso como minero o leñador, sus necesidades de energía se elevan a 3.500 kilocalorías diarias o más. Del mismo modo, la joven antes mencionada necesita unas 2.000 kilocalorías por día si su actividad física es moderada, pero puede necesitar 2.600 o más kilocalorías por día si realiza trabajo físico intenso o practica habitualmente actividades deportivas.

En el mundo actual, debido a la mecanización de muchas de las actividades laborales, buena parte de los trabajos considerados pesados o muy pesados han dejado de serlo.

La tercera partida de las necesidades de energía es la que hemos denominado *efecto térmico de los alimentos,* que corresponde a la tradicionalmente denominada *acción dinámico-específica,* o más apropiadamente *efecto dinámico específico.* Estas dos últimas denominaciones tienden a ser abandonadas en la actualidad por razones en cuyo detalle no debo entrar.

La ingestión de una comida produce una elevación del consumo de oxígeno que persiste algunas horas después de haber terminado de comer. Este hecho fue también observado por Lavoisier y equivale, en términos generales, a un 10 por ciento del valor calórico de la dieta consumida. No es preciso tener en cuenta esta partida en los cálculos dietéticos porque los datos generalmente utilizados en la actualidad han sido obtenidos en sujetos que habían comido y por tanto incluyen el efecto térmico de los alimentos y el costo de la actividad, así como las necesidades de mantenimiento.

El aumento en las necesidades de energía que sigue a la ingestión de una comida se debe en parte al costo de la actividad digestiva y, sobre todo, al costo del almacenamiento y transformación de unos alimentos en otros.

El interés actual de esta fracción de las necesidades de energía se debe a que puede estar disminuida en algunas personas y ser un factor importante en el desarrollo de la obesidad, como indiqué al ocuparnos de las dietas de adelgazamiento.

En un adulto normal, el mantenimiento de un peso corporal constante, dentro de los límites considerados normales para su talla, sexo y edad, es un índice aproximado para enjuiciar si la dieta consumida satisface adecuadamente las necesidades de energía del sujeto. En términos generales, el aumento de peso es el resultado del consumo habitual de una dieta cuyo valor calórico es superior al de las necesidades de energía del sujeto. A la inversa, la pérdida de peso es el resultado del consumo de dietas cuyo valor calórico es inferior a las necesidades de energía del sujeto.

Mecanismo de la utilización de energía por las células

La energía liberada por la oxidación de los combustibles procedentes de los alimentos, o de los tejidos corporales en ausencia de aporte alimenticio, no es utilizada directamente por las células. La fuente directa de la energía utilizada para la nutrición celular está constituida por una serie de compuestos, los más importantes de los cuales se caracterizan por contener enlaces fosforados ricos en energía. De ellos es el principal el ácido adenosín trifosfórico o ATP, que actúa como almacén de energía y cuya degradación (hidrólisis) proporciona la energía que las células utilizan directamente. Por esta razón, el ATP ha sido denominado *la moneda energética universal*.

El ATP se forma a partir de ácido adenosín difosfórico (ADP) y fosfato inorgánico, utilizando parte de la energía liberada por la oxidación de las sustancias combustibles, mediante una reacción acoplada que recibe el nombre de *fosforilación oxidativa*.

La oxidación completa de una molécula gramo de glucosa (180 g.), por ejemplo, libera unas 686 kilocalorías y da lugar a la formación de 38 moléculas gramo de ATP. La energía liberada por la hidrólisis de una molécula gramo de ATP es de 7,3 kilocalorías. La eficiencia termodinámica de la fosforilación oxidativa es en este caso: $38 \times 7{,}3 \times 100/686$, es decir, un 40 por ciento. Por tanto, sólo un 40 por ciento de la energía liberada por la oxidación de la glucosa es utilizable por las células, mientras que un 60 por ciento de la misma es disipada en forma de calor.

La producción de ATP no es constante y se ajusta en cada momento a las necesidades de energía de la célula. El ATP es formado y destruido con gran rapidez. El cuerpo humano contiene en un momento dado unos 80 g. de ATP (200 milimoles aproximadamente). En un sujeto normal, que consume una dieta de 2.600 kilocalorías por día, se producen, y destruyen, diariamente unas 145 moléculas gramo de ATP, que corresponden a unos 60 kg. de dicha sustancia. Esto quiere decir que el contenido de ATP se renueva unas 750 veces en el curso de un día, o una vez cada dos minutos aproximadamente.

El contenido de ATP del cuerpo humano se renueva, pues, con extrema rapidez. Si así no fuera se agotaría al cabo de dos minutos. El contenido de ATP de algunos tejidos con elevadas demandas de energía, como el sistema nervioso central, sólo bastaría para unos 2 ó 3 segundos si no fuera renovado rápidamente. De aquí la estrecha dependencia entre las funciones cerebrales y el continuo suministro de glucosa y oxígeno.

Los datos que preceden, aparte de informar al lector acerca de los mecanismos moleculares que participan en el recambio de energía del organismo humano, deben servir para que comprenda la futilidad de los intentos de estimular dicho recambio por la administración de unos pocos miligramos de ATP, como irresponsablemente se ha propuesto. Es dudoso, además, que el ATP administrado, cualquiera que sea la ruta de administración, penetre en el interior de las células. Las células, como hemos visto, son perfectamente capaces de renovar su contenido de ATP si disponen de combustibles y oxígeno en cantidades suficientes para suministrar la energía necesaria para su síntesis.

Necesidades de materiales de construcción

Además de energía, nuestro organismo necesita una serie de sustancias que son empleadas fundamentalmente para la edificación de las propias estructuras corporales. Como ejemplo de este grupo de sustancias nutritivas tenemos, en primer lugar, a las proteínas y algunos elementos químicos, como el calcio, el fósforo, el hierro, el sodio, el potasio, el magnesio, etc., que por encontrarse formando parte de compuestos inorgánicos en su mayoría, denominamos con el nombre genérico de *minerales*.

En este grupo pueden incluirse también algunas grasas (o lípidos) complejas como los fosfolípidos, que forman parte de las membranas de las células.

El papel de las proteínas en la nutrición humana

Las proteínas se distinguen de los otros dos componentes orgánicos principales de la materia viva, los hidratos de carbono y las grasas, por contener nitrógeno. Como ya se ha señalado, las proteínas son un componente fundamental de la materia viva y desempeñan, de hecho, un doble papel en la nutrición. La porción carbonada de los aminoácidos que constituyen las proteínas puede ser oxidada en el organismo, igual que los hidratos de carbono y las grasas, y desde este punto de vista las proteínas pueden considerarse como combustibles.

Las proteínas son indispensables para la nutrición de los animales superiores, según demostró en 1816 el gran fisiólogo francés F. Magendie, quien propuso que el nitrógeno existente en los tejidos animales procede del contenido en las proteínas de la dieta. Los animales son incapaces de utilizar el nitrógeno atmosférico para fabricar proteínas.

Pero el valor nutritivo de una proteína no depende sólo de su contenido en nitrógeno, según demostró el mismo Magendie en sus estudios sobre la gelatina (1841). La gelatina contiene la misma proporción de nitrógeno que otras proteínas (aproximadamente un 16 por ciento de su peso), pero no es capaz de mantener la vida de los animales, cuando constituye la única proteína de la dieta.

En la misma época pudo demostrarse que los animales adultos se encuentran en equilibrio de nitrógeno, lo que quiere decir que la cantidad de nitrógeno eliminada por las heces, la orina, la leche y las secreciones cutáneas es igual a la cantidad presente en las proteínas de los alimentos ingeridos. Esta importante observación permitió desarrollar un método para determinar la cantidad de proteínas necesarias para alcanzar equilibrio nitrogenado.

Las proteínas, según se ha señalado, están constituidas por la asociación de aminoácidos. Unos veinte aminoácidos diferentes se encuentran en las proteínas de los alimentos. El tamaño molecular de una proteína depende del número de aminoácidos. Algunas proteínas contienen miles de aminoácidos, lo que quiere decir que un mismo aminoácido puede encontrarse repetido muchas veces en una molécula de proteínas. Las propiedades químico-fisicas de la proteína dependen del orden en que los aminoácidos están colocados en su molécula. Pero el valor nutritivo de una proteína está determinado por la presencia en ella de ciertos aminoácidos que nuestro organismo no puede sintetizar y que, por esta razón, denominamos aminoácidos esenciales o indispensables. Ocho aminoácidos son considerados actualmente indispensables para la especie humana: fenilalanina, isoleucina, leucina, lisina, metionina, treonina, triptófano y valina. Otro aminoácido, la histidina, se considera esencial para el desarrollo infantil.

Las proteínas de los alimentos difieren unas de otras por su contenido en aminoácidos indispensables. En términos generales, las proteínas de origen animal son más ricas en aminoácidos indispensables que las de origen vegetal, como puede verse en la Tabla VI.

TABLA VI

CONTENIDO DE AMINOACIDOS ESENCIALES
EN LAS PROTEINAS DE ALGUNOS ALIMENTOS
NITROGENO DE LOS AMINOACIDOS ESENCIALES,
EN POR CIENTO, DEL NITROGENO TOTAL DE LA PROTEINA

Alimento	*Nitrógeno de los aminoácidos esenciales en por ciento del total*
Huevo, leche humana y de vaca	35 o más
Carne, pescado, aves o caza, soja, espinacas, judías	30-34
Lentejas, harina de maíz, patatas, arroz	25-29
Harinas de trigo y de cebada, almendras, cacahuetes	20-24
Zanahoria, gelatina	menos de 19

La mezcla de dos proteínas deficientes en diferentes aminoácidos indispensables puede comportarse como una proteína de buena calidad si el aminoácido que a una le falta se encuentra en la otra. Este es el fenómeno que llamamos *suplementación.* Las proteínas de los cereales son deficientes en el aminoácido lisina, que abunda en las proteínas de las leguminosas. Las proteínas de las leguminosas, por su parte, contienen menos metionina que las de los cereales. Una mezcla de cereales y leguminosas se comporta como una proteína de buena calidad nutritiva. Del mismo modo, la adición de leche, huevos o carne a una dieta compuesta principalmente de cereales, suplementa muy eficazmente las deficiencias en aminoácidos esenciales de las proteínas de estos últimos.

No es difícil comprender la necesidad de proteínas durante el período de crecimiento. El crecimiento, en efecto, lleva consigo la formación de nuevos tejidos, de los que las proteínas constituyen un componente fundamental.

El niño, y el animal en crecimiento, sintetizan sus proteínas a partir de los aminoácidos contenidos en las proteínas de la dieta, liberados durante la digestión de las mismas. La privación de proteínas, o la alimentación con proteínas deficientes en aminoácidos indispensables, da lugar a la detención del crecimiento. De hecho, los experimentos realizados en animales en crecimiento han desempeñado un papel fundamental en la determinación de la indispensabilidad de los distintos aminoácidos, y en el establecimiento de las cantidades de los mismos necesarias para el crecimiento normal. Las ratas en crecimiento alimentadas con maíz como única fuente de proteínas, dejan de crecer; pero vuelven a hacerlo si se añade a la dieta lisina y triptófano, los dos aminoácidos en los que la proteína del maíz es deficitaria.

Más difícil es comprender por qué necesita proteínas el adulto que ha terminado de crecer. Como hemos dicho, el adulto mantiene un contenido de proteínas corporales prácticamente constante, merced al equilibrio entre la destrucción y la síntesis proteica que tienen lugar en su organismo continuamente. Puesto que la degradación de las proteínas corporales suministra todos los aminoácidos necesarios para la síntesis de las nuevas proteínas, podría pensarse que el adulto no necesita proteínas en su dieta. Pero las proteínas son necesarias para el adulto, como hemos señalado. La explicación de este hecho, en parte al menos, se debe a que algunos de los aminoácidos liberados durante la destrucción de las proteínas corporales experimentan transformaciones que impiden su incorporación a las nuevas proteínas que el organismo está sintetizando. La destrucción de ciertas proteínas musculares, por ejemplo, da lugar a la liberación del aminoácido histidina; pero este aminoácido es transformado inmediatamente en su derivado metílico (metil histidina), que no puede incorporarse a la nueva molécula proteica y es eliminado por la orina. Podría decirse, por tanto, que las necesidades de proteínas del adulto son una expresión de la limitada capacidad de nuestro organismo para reutilizar los aminoácidos resultantes de la degradación de las proteínas corporales, en la síntesis de nuevas proteínas.

Una cuestión importante, cuando se trata de determinar las necesidades de proteínas del organismo humano, se refiere a las relaciones entre dichas necesidades y las necesidades de energía. Una cantidad de proteínas suficiente para mantener equilibrio de nitrógeno en un sujeto que recibe una cantidad adecuada de energía deja de serlo si se reduce el contenido de energía de la dieta. Esto quiere decir, que las necesidades de proteínas dependen en cierta medida del aporte de energía de la dieta. Este hecho es en parte el fundamento de la frase del fisiólogo inglés E. H. Starling: «Ocúpese usted de las calorías, que las proteínas se ocuparán de sí mismas.»

El olvido de esta importante relación ha llevado a sobrestimar las necesidades de proteínas de los individuos que consumen habitualmente dietas de bajo valor calórico.

Cuando el valor calórico de la dieta es insuficiente para satisfacer las necesidades de energía, la oxidación de los aminoácidos se hace obligatoria y no pueden desempeñar su papel principal en la formación y renovación de las proteínas corporales. Un hombre en ayuno pierde diariamente de 3 a 4 g. de nitrógeno por la orina, lo que significa la destrucción de 20 a 25 gramos de proteínas corporales. Es, pues, necesario asegurar un aporte suficiente de energía en forma de hidratos de carbono y de grasas para que las proteínas, que constituyen el componente más caro de la dieta, puedan ser destinadas a cumplir su misión fundamental, que no puede ser desempeñada por ningún otro componente de la dieta.

Necesidades de proteínas del organismo humano

Las necesidades de proteínas del hombre han sido objeto de mucha controversia desde hace un siglo. Mientras que los autores alemanes y americanos recomendaban un consumo diario de 125 o más g. de proteínas, Chittenden, en Estados Unidos, demostró que era posible mantener equilibrio de nitrógeno con un consumo diario de 40 g. de proteínas. La recomendación de 1 g. de proteínas por kilogramo por día ha gozado de mucha aceptación, pero los estudios más recientes indican que es posible mantener equilibrio de nitrógeno en el sujeto normal con cifras más reducidas. Las estimaciones utilizadas por la Organización Mundial de la Salud (OMS) y la Organización para los Alimentos y la Agricultura (FAO) indican que el hombre adulto puede satisfacer sus necesidades proteicas con un consumo diario de 0,57 g. de proteínas por kg. de peso, que corresponden a 40 g. diarios para un hombre de 70 kg. y representan aproximadamente un 7 por ciento del valor calórico total de su dieta. Esta cantidad debe incluir proteínas de origen animal y de origen vegetal, con objeto de alcanzar una utilización neta de proteínas (NPU) de 70. Recuérdese que NPU es igual a la cantidad de nitrógeno retenida por el organismo multiplicada por cien y dividida por la cantidad de nitrógeno proteico de la dieta. Se ha señalado que esta cantidad puede ser insuficiente para mantener equilibrio de nitrógeno en algunos jóvenes.

Es importante señalar ahora la diferencia que existe entre los conceptos de *necesidad nutritiva,* en un sentido estrictamente fisiológico y el de *recomendación dietética.* Tanto si se trata de energía, como de un nutriente dado, el concepto de necesidad nutritiva se refiere a la cantidad mínima necesaria para satisfacer las demandas del organismo. El concepto de recomendación dietética se refiere a la cantidad que debe contener la dieta para satisfacer las necesidades de energía o nutrientes de las personas incluidas en un determinado grupo de población.

Supongamos que medimos las cantidades de proteínas necesarias para que la dieta que las contiene satisfaga las necesidades de cada uno de los individuos que integran un grupo. Con estos valores obtenemos una media. Suponiendo que la distribución de los valores individuales sea normal, tendremos que una dieta que contenga la cantidad media calculada será capaz de satisfacer las necesidades de la mitad de los individuos estudiados, pero no las de la otra mitad, cuyos valores individuales se encuentran por encima de la media. Si determinamos la desviación estándar de la media y añadimos dos veces dicha desviación estándar a la media, obtendremos una cifra que es capaz de satisfacer las necesidades proteicas de un 97,5 por ciento de los individuos incluidos en la distribución. Pero esta cantidad, huelga decirlo, es superior a la necesaria para satisfacer la demanda de proteínas de la mayoría de los individuos estudiados. Las recomendaciones dietéticas obtenidas según acabo de indicar, son útiles para saber si una dieta dada es capaz de satisfacer las necesidades de los miembros de una población, pero no deben confundirse con la cifra de necesidades en un sentido fisiológico.

Volviendo a las necesidades de proteínas es preciso recordar que los niños en crecimiento necesitan un aporte proteico proporcionalmente mayor que el del adulto. Las recomendaciones dietéticas en uso aconsejan un suministro de 2,2 g. diarios de proteínas por kg. de peso para los primeros seis meses de la vida y de 2,0 g. por kg. de peso para los niños de seis a doce meses, de 1,8 g. por kg. para los niños de uno a tres años, de 1,5 g. por kg. para los de cuatro a seis años, y de 1,2 g. por kg. para los de siete a diez años.

Pero el niño en crecimiento no sólo necesita una mayor cantidad de proteínas por kilogramo de peso que el adulto, necesita también proteínas de mejor calidad, y es difícil mantener un crecimiento normal con dietas cuyas proteínas son exclusivamente de origen vegetal.

Las necesidades proteicas están aumentadas durante el embarazo y la lactancia. Se aconseja por tanto un suplemento diario de 30 g. de proteínas para la embarazada y de 20 g. para la madre lactante, añadido a las recomendaciones correspondientes para su peso. Esto significa, por término medio, un consumo diario de 76 g. de proteínas en el caso de la embarazada y de 66 para la lactante, suponiendo en ambos casos un peso corporal de 58 kg.

En las dietas habituales de los países desarrollados, las proteínas representan entre un 10 y un 15 por ciento del valor calórico de las mismas, y es importante señalar que esta cantidad es superior a la de las recomendaciones que acabo de comentar. En el caso del hombre de 70 kg. y actividad moderada se recomienda el consumo de una dieta de 2.700 kilocalorías diarias y un consumo de proteínas de 56 g. (0,8 g. por kg. por día), lo que representa un 8,3 por ciento del valor calórico de la dieta.

En el caso del recién nacido, durante los seis primeros meses de la vida se recomiendan 117 kilocalorías por kilo por día y 2,2 g. de proteínas. Las proteínas aportan, por tanto, un 7,5 por ciento del valor calórico total de la dieta. Si se tiene en cuenta que las necesidades de proteínas del recién nacido son proporcionalmente mayores que las del adulto, tendremos que concluir que el contenido de proteínas de las dietas habituales en los países desarrollados, es muy probablemente superior al necesario. Es sorprendente que estas discrepancias no sean comentadas en las recomendaciones dietéticas que conozco.

Los defensores de las dietas bajas en proteínas argumentan que el consumo excesivo de proteínas puede ser nocivo, pero no tenemos prueba convincente de que así sea. El organismo humano es capaz de adaptarse al consumo de dietas de distinto contenido proteico y, como señalan Davidson y Passmore (1986): «La salud de los adultos no parece ser afectada por el consumo de dietas cuyo contenido proteico varía entre 50 y 150 g. por día.» Esto representa entre un 7,4 y un 22 por ciento de la energía total de una dieta de 2.700 kilocalorías diarias.

Las necesidades de proteínas de las personas que realizan actividad física intensa han sido objeto de controversia. A mediados del pasado siglo, Liebig propuso que la energía necesaria para la actividad muscular procedía de la degradación de las proteínas del músculo. En 1865 Fick y Wislicenus, en un clásico experimento en el que actuaron como sujetos, demostraron que la actividad física necesaria para ascender a un pico de los Alpes suizos (el Faulhorn), de 1.956 metros de altura, no se acompañaba de una mayor destrucción de proteínas corporales que la observada en reposo. Desde entonces, numerosísimos estudios han demostrado que la actividad física no se acompaña de un aumento de las necesidades de proteínas. A pesar de ello, los entrenadores de los equipos deportivos siguen atiborrando a sus entrenados con dietas de elevado contenido proteico. Evidentemente no deben conocer la clásica obra de Chittenden, publicada en 1904, en la que se demuestra que las marcas obtenidas por los miembros del equipo atlético de la Universidad de Yale, y los efectos del entrenamiento eran iguales en los que consumían 40 g. diarios de proteínas que en los que consumían la dieta habitual americana, con más de 100 g. diarios de proteínas.

Los minerales en nutrición

El organismo humano contiene una serie de elementos químicos que se encuentran en su mayor parte en forma de compuestos inorgánicos y, en menor proporción, asociados a compuestos orgánicos. En conjunto, son los constituyentes de las cenizas, el residuo que queda después de haber quemado la parte orgánica de la materia viva, y les denominamos con el nombre general de *minerales*.

Los minerales constituyen aproximadamente un 6,1 por ciento del peso corporal. Un hombre de 70 kg. contiene, por tanto, unos 4,3 kg. de minerales. Los elementos químicos que constituyen la parte inorgánica de nuestro organismo desempeñan en él tres clases principales de funciones:

a) Materiales de construcción de ciertas estructuras.
b) Componentes de los líquidos extra e intracelulares.
c) Asociados a ciertas proteínas, desempeñan un papel importante en la regulación de los procesos químicos que en el organismo se verifican.

Téngase en cuenta que algunos de estos elementos pueden desempeñar más de una de las tres clases de funciones que acabo de señalar. Unos veinte minerales son indispensables para nuestra nutrición.

Necesidades de calcio

El 99 por ciento del calcio contenido en nuestro organismo se encuentra en las sales inorgánicas del hueso y el diente. Un recién nacido contiene unos 28 g. de calcio, pero cuando su crecimiento ha terminado contiene 1,2 kg. de calcio aproximadamente. Es evidente que esta cantidad de calcio ha tenido que ser suministrada por la dieta consumida mientras el niño está creciendo.

La falta de calcio en la dieta consumida por un niño da lugar a la detención del crecimiento y a deformaciones de los huesos, parecidas a las observadas en el raquitismo. En los adultos, como en las mujeres que han experimentado embarazos y períodos de lactancia repetidos, la deficiencia de calcio en la dieta se manifiesta por decalcificación de los huesos (osteomalacia) y pérdida de dientes. En las personas de edad, principalmente en las mujeres, se observa con frecuencia pérdida de tejido óseo (osteoporosis) que da lugar a un aumento de la fragilidad del hueso y la producción de fracturas espontáneas.

Sólo un 20 ó 30 por ciento del calcio contenido en los alimentos es absorbido en el intestino. El resto es eliminado con las heces. La absorción de calcio requiere la presencia de vitamina D, y el raquitismo se debe generalmente a falta de vitamina D, más que a falta de calcio en la dieta.

Ciertas sustancias presentes en la dieta, como el ácido fítico, forman compuestos de calcio que no son absorbidos por el intestino. Por esta razón, las dietas con elevado contenido de harina integral dificultan la absorción de calcio. Este hecho fue observado en Inglaterra al comienzo de la Segunda Guerra Mundial, cuando se elevó el grado de extracción de las harinas destinadas a la fabricación de pan. Para contrarrestar este efecto se hizo obligatoria la adición de calcio a la harina, y esta medida ha estado vigente hasta hace poco tiempo.

Entre los alimentos habituales, la leche y el queso son responsables de una parte importante del calcio contenido en la dieta. La leche entera de vaca contiene 100 a 120 mg. de calcio por 100 g. La leche descremada contiene aproximadamente la misma cantidad de calcio que la leche entera. Los quesos duros, tanto si han sido elaborados con leche entera como con leche descremada, tienen contenido de calcio que varía entre 400 y 1.200 mg. por 100 g. Los quesos blandos contienen entre 60 y 725 mg. de calcio por 100 g.

La harina de trigo (70 por ciento de extracción) contiene entre 13 y 20 mg. de calcio por 100 g. En algunos países se vende harina fortificada con calcio, con un contenido aproximado de 120 mg. por 100 g. Las legumbres secas (judías, garbanzos, lentejas) tienen un contenido de calcio que varía entre 40 y 150 mg. por 100 g.

Las necesidades de calcio se satisfacen con unos 450 miligramos diarios de dicho elemento; pero muchas de las recomendaciones dietéticas aconsejan un consumo diario de 800 mg. Estas recomendaciones han contribuido a fomentar el elevado consumo de leche en algunos países. Pero es evidente que el organismo humano puede mantener equilibrio cálcico con cantidades inferiores a la última señalada. Por esta razón, la Organización Mundial de la Salud (OMS) y la Organización de Alimentos y Agricultura (FAO) recomiendan un consumo diario de 400 a 500 miligramos, señalando que si bien en algunos países el consumo diario puede llegar a 1.500 mg. por día, no parece que este elevado consumo tenga efecto perjudicial alguno. Tampoco está demostrado que un consumo diario superior a 1.000 mg. tenga ventaja alguna.

Las necesidades de calcio están aumentadas durante el embarazo y la lactancia. Los consumos recomendados para estas dos situaciones son de 1.000 a 1.200 mg. por día.

El contenido de calcio del plasma sanguíneo se mantiene notablemente constante en las personas sanas, entre 8,5 y 10,5 mg. por 100 ml. mediante un complejo mecanismo en el que participan el calcio de la dieta, el del hueso, la vitamina D, la hormona paratiroidea y su antagonista, la calcitonina. La reducción de la concentración de calcio ionizado del plasma sanguíneo ocasiona un aumento de la irritabilidad neuromuscular, dando lugar al cuadro denominado *tetania*.

La actividad física y la acción de la gravedad son importantes para el mantenimiento del recambio de calcio en los huesos. Los sujetos mantenidos en cama algún tiempo y los astronautas, manifiestan una decalcificación de sus huesos que ha sido bien documentada en la literatura científica.

Necesidades de fósforo

La mayor parte del fósforo del cuerpo humano se encuentra en el hueso, unida al calcio. El esqueleto de un adulto normal contiene entre 600 y 900 g. de fósforo.

Pero el fósforo se encuentra además asociado con una enorme cantidad de compuestos orgánicos y participa en muchas reacciones metabólicas que intervienen en la liberación y la utilización de energía por las células, según se ha mencionado en la parte final de la sección sobre necesidades de energía.

El fósforo se encuentra presente en casi todos los alimentos habituales y la deficiencia dietética de fósforo es un fenómeno prácticamente desconocido en el hombre. Las recomendaciones dietéticas aconsejan un consumo diario semejante al de calcio.

Necesidades de magnesio

El cuerpo de un hombre adulto contiene unos 25 g. de magnesio, que se encuentran en su mayor parte en el hueso. Sólo una quinta parte aproximadamente se encuentra en los tejidos blandos. Después del potasio, el magnesio es el principal componente inorgánico intracelular. Se sitúa, sobre todo, en el interior de las mitocondrias, donde desempeña un papel importante como activador de ciertos enzimas que participan en las reacciones de liberación de energía.

La mayor parte de los alimentos contienen magnesio. Recuérdese que este metal es un componente de la clorofila, la sustancia que da color verde a las hojas de las plantas. La dieta británica media contiene entre 200 y 400 mg. de magnesio por día y más de dos terceras partes de esta cantidad proceden de los cereales y las verduras y hortalizas. Las recomendaciones dietéticas norteamericanas aconsejan un consumo diario de 350 mg.

La deficiencia dietética de magnesio es muy poco frecuente en la especie humana, en contra de lo que pueden hacer creer ciertas afirmaciones indocumentadas. Cuando ocurre, se debe a la pérdida excesiva de magnesio por las heces o la orina, consecutiva a grandes diarreas o a alteraciones de la función renal, y ha sido observada también en alcohólicos en estado de *delirium tremens*.

No hay justificación alguna para creer que la deficiencia dietética de magnesio constituya un problema en las poblaciones de los países desarrollados. Tampoco la hay para atribuir al magnesio las virtudes curativas que irresponsablemente se le han adjudicado. Recuérdese, finalmente, que las sales de magnesio administradas oralmente son mal absorbidas por nuestro intestino y poseen un efecto laxante bien conocido .

Necesidades de hierro

El cuerpo de un adulto normal contiene unos 4 g. de hierro. De ellos, unos 2,5 g. se encuentran formando parte de la molécula de hemoglobina, la sustancia contenida en los hematíes a la que la sangre debe su color rojo. Un gramo de hierro, aproximadamente, se encuentra depositado en forma de ferritina (una proteína que contiene hierro) en las células del sistema retículo-endotelial. El resto se encuentra en el músculo y otros tejidos en forma de mioglobina y de citocromos. Estos últimos son proteínas que contienen hierro y desempeñan un papel importante en las oxidaciones celulares.

El consumo de dietas pobres en hierro es una frecuente causa de anemia, caracterizada por bajo contenido de hemoglobina y de glóbulos rojos. Los glóbulos rojos son de pequeño tamaño y tienen menos color que los glóbulos normales. A estas manifestaciones aluden los términos anemia *microcítica* y anemia *hipocrómica.* La anemia producida por deficiencia de hierro (anemia ferropénica) es frecuente en los países menos desarrollados. Pero lo es también en ciertos grupos de población en los países desarrollados, sobre todo en las mujeres. Esto último se debe en parte a que las mujeres, como luego veremos, tienen mayores demandas de hierro que los hombres, y a que muchas de ellas se someten a dietas inadecuadas, con objeto de mantener su peso corporal de acuerdo con los dictados de la moda.

La capacidad del organismo humano para absorber hierro es limitada y depende de la composición de la dieta y de la forma en que el hierro se encuentra en ella. El hierro contenido en los alimentos de origen animal que se encuentra asociado a la parte no proteica de la hemoglobina (hierro hemínico), es mejor absorbido que el que se encuentra en los alimentos de origen vegetal. La presencia de fitato en las harinas de alto grado de extracción dificulta la absorción del hierro, lo mismo que ocurre con el calcio, según se ha señalado. La presencia de vitamina C, en cambio, favorece la absorción del hierro.

Con una dieta de composición media, la absorción de hierro es del orden de un 10 por ciento de la cantidad presente en la misma.

La cantidad de hierro necesaria para satisfacer las necesidades del organismo humano es de 1 mg. por día; pero debido a la ineficacia de su absorción, es preciso que la dieta contenga al menos 10 mg. de hierro para satisfacer dichas necesidades. Esta es la cifra recomendada para el hombre.

Las necesidades de hierro están aumentadas en la mujer durante la edad reproductiva. Para compensar la pérdida de hierro ocasionada por la hemorragia menstrual, se recomienda el consumo diario de 18 mg. de hierro, y esta misma cifra es recomendada para el embarazo y la lactancia.

Las vísceras y la carne son buenas fuentes de hierro. En las dietas consumidas en los países desarrollados, la carne aporta el 20 por ciento del hierro total de la dieta. El resto procede del pan, las leguminosas, las hortalizas y las verduras. Las legumbres secas contienen entre 2 y 14 miligramos de hierro por 100 g.

Necesidades de sodio y potasio

El cuerpo de un adulto de 70 kg. contiene unos 100 g. de sodio, que equivalen a unos 250 g. de sal común (cloruro de sodio), y unos 140 g. de potasio. La mitad del sodio se encuentra, como tantas veces hemos repetido, en los líquidos extracelulares y sólo una octava parte en el interior de las células. El resto se encuentra en el hueso, firmemente unido a los componentes inorgánicos del mismo.

El potasio se encuentra principalmente en el interior de las células, lo que permite calcular la masa celular de una persona midiendo el contenido de potasio de su organismo. Sólo un 2 por ciento del potasio se encuentra en el medio extracelular, y una cantidad despreciable en el hueso.

La mayoría de las personas consumen diariamente de 5 a 18 g. de sal (2 a 7 g. de sodio). Esta cantidad procede de la contenida en los alimentos y de la añadida a ellos en forma de cloruro sódico, como conservador, durante las manipulaciones industriales y culinarias, y en la mesa.

No conocemos con exactitud las necesidades de sodio, y es evidente que nuestro organismo puede adaptarse sin dificultad al consumo habitual de dietas de muy variado contenido de sodio. Pero parece seguro que nuestras necesidades de sodio pueden satisfacerse con menos de 3 g. de cloruro sódico por día, en el caso de las personas de actividad física moderada que viven en un clima templado.

Las necesidades de sodio se elevan considerablemente en las personas que viven en climas cálidos o realizan trabajo físico intenso en ambientes calurosos, debido a la pérdida de sodio por el sudor. El sudor contiene entre 0,5 y 2 g. de sodio por litro (20 a 80 milimoles por litro aproximadamente). Las personas aclimatadas a un ambiente caluroso producen sudor con bajo contenido de sodio. Pero aun en estas condiciones, la pérdida de sodio puede ser considerable si se tiene en cuenta que pueden sudar de 12 a 14 litros por día. Esto significa la pérdida de 8 a 10 g. de sodio, que corresponden a unos 20 a 25 g. de cloruro sódico.

La depleción de sodio producida en tales circunstancias causa trastornos bien conocidos, como los calambres de los fogoneros y de los mineros.

Tampoco sabemos con certeza cuándo comenzaron nuestros antepasados a añadir sal a los alimentos, pero parece que esta costumbre es de reciente aparición en la historia de nuestra especie. La explotación de las minas de sal más antiguas conocidas comenzó hace solamente unos tres mil años. Desde entonces, la sal ha desempeñado un importante papel histórico. Guerras y revoluciones han sido motivadas por la necesidad de disponer de sal y por la creación de impuestos que gravaban su precio. La palabra *salario,* que hoy empleamos, se deriva de la palabra latina que designaba el dinero adjudicado a los soldados romanos para la adquisición de sal. Parece muy probable que nuestra afición a la sal haya sido la consecuencia de su empleo en la conservación de los alimentos.

El consumo excesivo de sal se ha relacionado con el desarrollo de la hipertensión arterial, un padecimiento frecuente en las sociedades desarrolladas. Las dietas bajas en sodio, como es sabido, son empleadas en el tratamiento y la prevención de la hipertensión.

Es posible reducir el consumo de sodio a una tercera parte del habitual en los países desarrollados, eliminando el empleo de sal en la mesa, reduciendo la cantidad de sal empleada en la cocción de los alimentos, y consumiendo alimentos de bajo contenido de sodio. La llamada dieta de arroz y fruta, introducida por Kempner en 1945, suministra menos de 230 mg. (10 milimoles) de sodio por día.

El potasio está presente en casi todos los alimentos, pero su contenido es muy variable. Las dietas consumidas en los países desarrollados suministran entre 2 y 6 g. de potasio por día, con un valor medio de 2,6 g., que corresponden a unos 65 milimoles de potasio y a unos 5 g. de cloruro potásico por día.

En las personas normales, la eliminación urinaria de potasio, como la de sodio, es un índice de la cantidad ingerida. En el caso del potasio es importante recordar que la destrucción de las proteínas celulares se acompaña de un aumento de la eliminación de potasio por la orina, como ocurre en las personas sometidas a una alimentación insuficiente, después de un traumatismo, y en enfermedades que ocasionan destrucción de tejidos. Ciertos diuréticos empleados clínicamente aumentan la eliminación de potasio y hacen necesario administrar preparados que contengan potasio o alimentos ricos en dicho elemento.

Debilidad muscular y confusión mental son las manifestaciones más importantes de la deficiencia de potasio; pero no es siempre fácil el diagnóstico clínico de esta situación, lo que hace necesario emplear métodos exploratorios cuyo detalle cae fuera del objeto de esta obra.

Iodo

El cuerpo de un hombre adulto contiene entre 20 y 50 mg. de iodo, de los cuales unos ocho se encuentran en la glándula tiroides. El lector podrá darse cuenta de la apetencia del tiroides por el iodo, si tiene en cuenta que el tiroides de un adulto normal sólo pesa unos 20 a 25 g.

El iodo es indispensable para la síntesis de la hormona tiroidea. La principal hormona del tiroides (tiroxina) contiene cuatro átomos de iodo en su molécula, que nuestro organismo tiene que obtener de la dieta. El iodo es el único mineral indispensable para nuestra nutrición, necesario para la síntesis de una hormona.

La hormona tiroidea gobierna la actividad metabólica de muchas células. Cuando la secreción de hormona tiroidea es insuficiente, como ocurre en la deficiencia de iodo, la disminución de la actividad metabólica de las células se manifiesta por una reducción del metabolismo basal.

El contenido de iodo de los tejidos animales y vegetales que utilizamos como alimentos está determinado por la cantidad de iodo existente en el medio en el que se desarrollan. Las frutas, hortalizas, verduras, cereales y carne contienen por término medio entre 2 y 5 microgramos (milésimas de miligramo) de iodo por 100 g. El pescado y los mariscos son los alimentos más ricos en iodo, entre los que habitualmente consumimos. Dos raciones de pescado marino por semana suministran unos 150 microgramos de iodo por día, cantidad suficiente para evitar la deficiencia de iodo en la mayoría de las personas.

El consumo de iodo recomendado varía entre 50 y 150 microgramos por día.

La deficiencia de iodo da lugar a un aumento del tamaño del tiroides (hipertrofia), que designamos con el nombre de *bocio*. El bocio es endémico en muchas partes de la Tierra y se calcula que viven actualmente en ella unos 200 millones de bociosos. En su forma más grave el bocio endémico se acompaña de marcado retraso del desarrollo físico y mental, que constituye el cuadro denominado *cretinismo*. En los lugares donde el bocio endémico es frecuente, el cretinismo afecta a un 1 a 5 por ciento de la población.

Algunas observaciones indican que el iodo es necesario para el desarrollo del sistema nervioso, con anterioridad a la aparición de la glándula tiroides en el feto, que tiene lugar en el tercer mes del embarazo en nuestra especie.

El empleo de sal iodada ha sido muy eficaz en la prevención del bocio endémico, como demuestran observaciones realizadas en muchos países.

La falta de iodo en los alimentos y el agua no es la única causa del bocio. Hace años pudo demostrarse que la alimentación con ciertos productos vegetales (col, nabos, semillas de mostaza y de colza) daba lugar al desarrollo de bocio en los animales de experimentación. Esta observación llevó a la identificación de las sustancias bociógenas (goitrinas), cuya estructura química es hoy conocida. Estos estudios son de considerable importancia al demostrar que algunos componentes «no nutritivos» de los alimentos pueden tener un efecto perjudicial sobre la nutrición, impidiendo que un nutriente esencial desempeñe su función en el organismo.

Necesidades de zinc

Más de la mitad de los 2 g. de zinc que contiene el cuerpo de un adulto se encuentra en el hueso. El resto se encuentra principalmente formando parte de una serie de enzimas, como el carbónico anhidrasa, el láctico deshidrogenasa, ciertas carboxipeptidasas y otros.

El zinc contenido en una dieta mixta procede de las carnes (3 a 5 mg. por 100 g.), los huevos (1,5 mg. por 100 g.), los quesos duros (4 mg. por 100 g.), los granos enteros de cereales y las legumbres secas (2 a 3 mg. por 100 g.), y el pan blanco (0,6 mg. por 100 g.). El pan integral contiene una mayor proporción de zinc, pero la presencia de ácido fítico reduce su absorción por el intestino.

Las recomendaciones dietéticas norteamericanas propusieron por primera vez en 1974 un consumo diario de 15 mg. de zinc para el adulto, de 20 mg. para la embarazada y de 25 mg. para la lactante.

La deficiencia de zinc en la especie humana se caracteriza por retraso del crecimiento y del desarrollo de los órganos genitales (hipogonadismo), anemia moderada y baja concentración de zinc en el plasma sanguíneo. Otras manifestaciones atribuidas a la deficiencia de zinc son: pérdida del apetito y de la sensibilidad gustativa (hipogeusia) y retraso de la cicatrización de las heridas.

Manifestaciones de deficiencia de zinc han sido observadas en alcohólicos crónicos y en sujetos con alteraciones de la absorción intestinal. Una rara enfermedad congénita, la acrodermatitis enteropática, mortal en la infancia, puede ser tratada con éxito mediante la administración de zinc. La enfermedad parece ser debida a un defecto congénito de la absorción de zinc.

Necesidades de agua

Muchas obras de nutrición no se ocupan de las necesidades de agua; pero algunos sistemas dietéticos proponen una reducción en el consumo de agua, que puede tener graves consecuencias para quienes la practican. Por ello, creo conveniente incluir algunos datos acerca de las necesidades de agua de nuestro organismo.

El agua es el componente más abundante de los seres vivos. El cuerpo de un hombre normal contiene un 61 a 62 por ciento de agua. Un hombre de 70 kg. contiene, por tanto, unos 43 kg. de agua. De ellos unos 27 se encuentran en el interior de las células y unos 16 en el medio extracelular.

La privación de agua y alimentos conduce a la muerte en un plazo de unas dos semanas, mientras que la privación de alimentos, sin limitación de agua de bebida, es tolerada durante ocho a diez semanas.

El contenido acuoso del cuerpo humano se mantiene prácticamente constante merced al equilibrio entre los ingresos y las pérdidas de agua. Los ingresos diarios de agua de un hombre normal que consume una dieta mixta, vive en un clima templado y realiza actividad física moderada, pueden cifrarse en unos 2,6 litros diarios. De ellos 1,3 litros proceden de la bebida, un litro aproximadamente del agua contenida en los alimentos y 0,3 litros corresponden al agua formada por la oxidación de los alimentos en el organismo. Las pérdidas de agua de esta persona, suponiendo que se encuentre en equilibrio acuoso, serán otros 2,6 litros, repartidos entre orina (1,4 litros), evaporación por la piel y pulmón (1 litro) y pérdida fecal (0,2 litros). Nótese que lo que hemos llamado pérdida por evaporación no incluye el sudor, que se supone no se ha producido en este ejemplo.

La sensación de sed determina la ingestión de agua y, dentro de un amplio margen, los cambios en el volumen de agua ingerido se acompañan de cambios correspondientes en el volumen de orina.

Pero este simple ajuste puede ser ineficaz en algunas situaciones. Cuando personas que viven habitualmente en climas templados son trasladadas a zonas cálidas, la pérdida de agua por el sudor puede causar un aumento de las necesidades de agua que el sujeto no es capaz de satisfacer espontáneamente. Se produce así la situación que llamamos «deshidratación voluntaria», porque el sujeto, a pesar de disponer de bebida ilimitada, no siente la necesidad de aumentar el consumo de la misma. Esta situación da lugar a un deterioro de la capacidad física, bien estudiado por los fisiólogos ingleses en las tropas trasladadas desde la Gran Bretaña a ciertos lugares cálidos del globo, durante la última Guerra Mundial.

Por otro lado, es preciso tener en cuenta que la capacidad de concentración del riñón tiene un límite; lo que quiere decir que el volumen urinario está determinado por la cantidad de sustancias que deben ser eliminadas por la orina. Una persona que consume diariamente 100 g. de proteínas y 10 g. de sal, como parte de su dieta habitual, está forzada a producir unos 800 ó 900 ml. diarios de orina, a fin de eliminar satisfactoriamente los productos que deben ser eliminados por la orina. Si esta persona, siguiendo los preceptos erróneos de algunos de los regímenes dietéticos preconizados en la actualidad, reduce el consumo de agua corre el peligro de producir un volumen de orina insuficiente para la eliminación de los productos que deben ser eliminados, poniendo en peligro la capacidad funcional del riñón.

Necesidades de reguladores metabólicos

A fines del pasado siglo parecía que conocíamos todas las necesidades nutritivas del organismo humano. Estas podían reducirse a una cierta cantidad de energía, suministrada principalmente por los hidratos de carbono y las grasas, y algunos materiales de construcción como las proteínas y ciertos minerales.

Era, pues, razonable pensar que una mezcla de estas sustancias, en estado de pureza y en proporciones semejantes a las que se encuentran en un alimento como la leche, por ejemplo, debería ser suficiente para mantener un estado nutritivo satisfactorio en los animales de experimentación. Pero los experimentos realizados en varios laboratorios europeos demostraron que los animales jóvenes alimentados con tales dietas artificiales dejaban de crecer, perdían el apetito y acababan por morir. La adición de una pequeña cantidad de leche fresca, insuficiente por sí misma para mantener el estado nutritivo de los animales, permitía el desarrollo normal de los mismos.

En 1905, el investigador holandés Pekelharing concluyó de sus estudios experimentales que debía existir en la leche una sustancia, hasta entonces desconocida, cuya presencia en la dieta era indispensable para la nutrición. «En ausencia de esta sustancia», escribió, «los animales son incapaces de utilizar los principios nutritivos bien conocidos existentes en la dieta, pierden el apetito y mueren de necesidad en medio de la abundancia».

Resultados semejantes fueron obtenidos entre 1906 y 1912 por el gran bioquímico inglés Sir Frederick Gowland

Hopkins, quien propuso para la sustancia (o sustancias) desconocida el nombre de «factores accesorios de la alimentación». Dichas sustancias, como habrá adivinado el lector, son las que hoy llamamos vitaminas, nombre propuesto por el bioquímico polaco Casimir Funk. Casi al mismo tiempo pudo demostrarse que ciertas enfermedades de la especie humana podían ser reproducidas en animales de experimentación si se les alimentaba con dietas análogas a las consumidas por las personas que padecían dichas enfermedades. El médico holandés Eijkman, a quien se deben estas observaciones, demostró además que la administración de ciertos alimentos curaba tanto la enfermedad experimental como la humana.

Pudo así establecerse, finalmente, que algunas enfermedades de la especie humana conocidas de antiguo se debían al consumo de dietas desprovistas, o con muy bajo contenido, de una vitamina dada. Tales enfemedades recibieron el nombre de «enfermedades carenciales» o avitaminosis. Dada la importancia médica de estas observaciones no es difícil comprender que los estudios médicos de nutrición se ocupasen principalmente de la identificación, diagnóstico y tratamiento de este grupo de enfermedades.

El descubrimiento de las vitaminas constituye una de las páginas más brillantes de la ciencia moderna y un elocuente ejemplo del fructífero resultado de la colaboración entre distintas disciplinas científicas. En este caso, la investigación biomédica, por un lado, y la investigación química, por otro. En 1928, cuando yo comenzaba a interesarme por estos problemas, no se conocía la estructura molecular de ninguna vitamina. En 1948 se descubrió la última de las que hoy conocemos (la vitamina B_{12}), y desde entonces no ha podido demostrarse de modo convincente la existencia de nuevas vitaminas, aunque los medios de difusión nos informan de vez en cuando del sensacional descubrimiento de una vitamina hasta entonces desconocida.

Desde el comienzo del estudio de las vitaminas pudo verse que no se trataba de una sustancia única, sino que debían existir distintas vitaminas con distinta composición química, distinta estructura molecular y distintas propiedades fisiológicas, del mismo modo que existen distintas enfermedades carenciales con manifestaciones clínicas muy diferentes. En consecuencia, las vitaminas que se iban identificando recibieron originalmente un nombre relacionado con la enfermedad que se suponía causada por la carencia de la vitamina en cuestión. Así aparecieron los nombres de vitamina antiberibérica, vitamina antiescorbútica, vitamina antirraquítica, vitamina antipelagrosa, etc.

Puesto que la existencia de las vitaminas fue demostrada al observar el efecto beneficioso de la leche fresca al ser añadida a las dietas artificiales, era lógico tratar de averiguar en qué parte de la leche se encontraba la vitamina responsable de tal efecto. Pudo demostrarse entonces que tanto la fracción grasa de la leche como su fracción acuosa poseían efecto protector y, en consecuencia, se supuso la existencia de dos clases de vitaminas que fueron denominadas vitamina A liposoluble (soluble en grasa) y vitamina B hidrosoluble (soluble en agua). En el curso del tiempo, conforme los preparados originales se purificaban más y más, pudo demostrarse la existencia de otras vitaminas a las que se denominó con letras mayúsculas seguidas de subíndices, y se introdujeron nombres alusivos a su efecto. Así, por ejemplo, la vitamina B_1 se llamó aneurina, en atención a su efecto antineurítico. En la actualidad tienden a usarse preferentemente nombres relacionados con la estructura molecular de la vitamina. Así tiamina alude a la presencia de un grupo tiazólico en la molécula de la vitamina.

En la Tabla VII, a fin de orientar al lector, damos una lista de las vitaminas necesarias para el hombre actualmente conocidas, con algunos de los distintos nombres que han recibido, así como una lista de algunos de los alimentos habituales que las contienen.

TABLA VII

VITAMINAS NECESARIAS PARA EL HOMBRE
Y ALGUNOS DE LOS ALIMENTOS EN QUE SE ENCUENTRAN

Nombre	*Alimentos de origen animal*	*Alimentos de origen vegetal*
VITAMINAS LIPOSOLUBLES		
Vitamina A		
Axeroftol Retinol	Leche, mantequilla, queso. Aceite de pescado. Hígado.	Zanahorias, espinacas ([a]), berros, col, tomate, lechuga. Boniatos. Albaricoques secos.
Vitamina D		
Calciferol Colecalciferol	Mantequilla, huevos. Hígado. Pescados azules, frescos y en conserva. Aceite de hígado de bacalao.	
Vitamina E		
Tocoferol	Huevos, mantequilla.	Aceites vegetales (germen de trigo, girasol, oliva, etc.). Cereales enteros.
Vitamina K		
Menadiona Filoquinona Fitilmenoquinona	Hígado.	Brecolera, col, espinacas, lechuga.
VITAMINAS HIDROSOLUBLES		
Vitamina B_1		
Aneurina Tiamina	Carnes (en particular, carne de cerdo). Leche.	Cereales enteros, legumbres secas. Patatas, cacahuetes, pan.
Vitamina B_2		
Riboflavina	Vísceras, carne, huevos. Leche, queso. Pescados.	Harina integral de trigo, maíz, avena, etc. Verduras.
Vitamina B_6		
Adermina Piridoxina	Carnes, hígado. Pescados blancos.	Cereales enteros. Coles de Bruselas. Patatas, judías. Plátanos.

([a]) Los alimentos de origen vegetal no contienen vitamina A, sino carotenos, que son transformados en vitamina A en el organismo.

TABLA VII (continuación)

Nombre	*Alimentos de origen animal*	*Alimentos de origen vegetal*
Vitamina B_{12}		
Cianocobalamina	Hígado, riñón, carne, huevos, pescados.	([b])
Vitamina antipelagrosa		
Vitamina PP Vitamina G Amida o ácido nicotínico Niacina	Hígado y riñón. Carnes, pescados. Leche, huevos.	Pan blanco ([c]). Legumbres secas. Cacahuetes.
Acido fólico		
Factor citrovorum Vitamina M Folato Folacina	Hígado, riñón. Huevos, pescado.	Brecolera, espinacas, espárragos, col, lechuga, remolacha. Aguacate, cacahuetes. Pan (integral y blanco). Arroz, naranjas, plátanos.
Acido pantoténico		
Factor filtrado	Vísceras y carne. Yema de huevo. Leche y productos lácteos.	Cereales y leguminosas ([d]).
Biotina		
Vitamina H	Vísceras. Pescados. Leche y productos lácteos.	Legumbres secas. Verduras, hortalizas.
Vitamina C		
Vitamina antiescorbútica Acido ascórbico	Hígado.	Frutas en general, frutas cítricas. Pimientos verdes. Berros, perejil. Coliflor, brecolera, espinacas, lechuga. Espárragos, puerros. Patatas.

([b]) La vitamina B_{12} no existe en los vegetales.

([c]) Los cereales, particularmente el maíz, contienen ácido nicotínico, que no es utilizado a menos de someter previamente al alimento a cierto tratamiento. Nuestro organismo forma ácido nicotínico a partir del triptófano de las proteínas del alimento.

([d]) El ácido pantoténico está presente prácticamente en todos los alimentos.

Una vitamina puede ser definida, por tanto, como una sustancia orgánica, presente en alguno o algunos de los alimentos de uso corriente, que en muy pequeña cantidad es necesaria para la nutrición. En el momento actual conocemos 13 vitaminas necesarias para el hombre. Conocemos la estructura química de cada una de ellas, comprobada por la síntesis en el laboratorio, y todas ellas son fabricadas industrialmente en gran escala.

Es importante señalar que todas las especies animales estudiadas tienen parecidas necesidades. Una excepción importante es la vitamina C (ácido ascórbico), que sólo es necesaria para cinco grupos de animales superiores: el hombre, los monos antropoides, el cobaya, el llamado murciélago de la fruta y el ruiseñor chino. La vitamina C no es pues una vitamina, en un sentido estricto, para las especies capaces de sintetizarla, puesto que lo que define a una vitamina es, precisamente, la necesidad de su presencia en la dieta, debido a que el organismo de que se trata es incapaz de sintetizarla. Por otra parte, el papel de la vitamina C en los procesos nutritivos es el mismo en las especies que pueden sintetizarla que en aquellas que no son capaces de hacerlo.

El papel de las vitaminas en la nutrición

Las vitaminas liposolubles desempeñan funciones poco relacionadas entre sí. La vitamina A (retinol) es necesaria para la formación de la sustancia fotosensible de la retina y para la protección de los epitelios (piel y mucosas). La carencia de esta vitamina da lugar a la pérdida de la visión nocturna (hemeralopía) y a graves alteraciones de la mucosa de la conjuntiva ocular (xeroftalmia), seguidas de reblandecimiento de la córnea (queratomalacia), que se perfora y conduce a la pérdida del ojo. La piel se vuelve áspera y escamosa (hiperqueratosis) y las glándulas sebáceas se obstruyen, dando un aspecto irregular a la superficie de la piel, que ha sido denominado «piel de sapo» (frinoderma).

Esta vitamina puede ser elaborada por el organismo a partir de ciertos pigmentos vegetales (carotenos), como los que dan color a la zanahoria, de la que derivan su nombre. Estas sustancias precursoras de las vitaminas reciben el nombre de «provitaminas». Cuando expresamos el contenido de vitamina A de un alimento incluimos tanto la vitamina A propiamente dicha como la cantidad de la misma que el organismo puede formar a partir de los carotenos contenidos en el alimento. Esto es lo que quiere decir la expresión «equivalentes de retinol» que empleamos como medida del contenido de vitamina A de un alimento.

La vitamina D (colecalciferol), como ya se ha dicho, es necesaria para la absorción del calcio por el intestino. Esta vitamina puede formarse en la piel por la acción de la radiación ultravioleta a partir de una sustancia precursora (7 dehidrocolesterol). La forma activa de la vitamina (colecalciferol) requiere dos hidroxilaciones de la molécula, que se verifican en el riñón y el hígado, respectivamente. La pérdida de la capacidad del riñón para realizar la hidroxilación es responsable de las alteraciones óseas observadas en algunas enfermedades renales.

La principal consecuencia de la falta de vitamina D es un trastorno de la calcificación de los huesos que da lugar al raquitismo.

La carencia de vitamina E causa notables alteraciones de la reproducción que conducen a la esterilidad en la rata y el ratón, pero tales alteraciones no se han observado en la especie humana. La principal característica bioquímica de esa vitamina es su poder antioxidante.

La vitamina E ha sido recomendada en el tratamiento de toda una serie de enfermedades de la especie humana, pero las virtudes terapéuticas que se le han atribuido nunca han sido convincentemente demostradas, excepto en lo que se refiere al tratamiento de una cierta forma de anemia que ocurre en niños prematuros.

Esta vitamina, por otra parte, abunda en la mayoría de las dietas consumidas en los países desarrollados, y no conocemos en la clínica humana ningún cuadro patológico que pueda atribuirse a la carencia de dicha vitamina.

La vitamina E ha sido utilizada por los entrenadores de los equipos atléticos como medio de aumentar la capacidad física de sus entrenados. El análisis de los datos existentes demuestra que la administración de vitamina E, como parte de un programa de entrenamiento, no tiene efecto demostrable sobre ninguna de las funciones examinadas ni sobre la capacidad atlética.

La vitamina K es necesaria para la coagulación de la sangre. De este hecho deriva su nombre (K es la inicial de la palabra coagulación en alemán). Esta vitamina es relativamente abundante en muchos alimentos de origen vegetal (ver Tabla VII) y es formada por las bacterias intestinales, por lo que la deficiencia dietética de esta vitamina es poco probable. En el recién nacido, cuyo intestino no ha sido colonizado por bacterias todavía, la falta de vitamina K puede ser responsable del cuadro hemorrágico observado en el momento del parto y en los primeros días de la vida. En el adulto, las alteraciones de la coagulación debidas a deficiencia de vitamina K sólo se presentan en casos de alteraciones de la absorción intestinal de las grasas. La absorción de vitamina K requiere la presencia de sales biliares en el intestino. El cuadro hemorrágico observado en individuos que padecen obstrucción de las vías biliares se trata con éxito por la inyección de preparados de vitamina K.

En contraste con la diversidad de las funciones desempeñadas por las vitaminas liposolubles, las ocho vitaminas hidrosolubles pertenecientes al llamado «complejo B» (tiamina, riboflavina, piridoxina, cianocobalamina, niacina, folacina, ácido pantoténico y biotina) desempeñan funciones que tienen un mecanismo de acción semejante. Todas ellas, en efecto, actúan como coenzimas o precursores de coenzimas o grupos prostéticos, necesarios para la actividad de un gran número de enzimas. Muchos de los enzimas que catalizan las reacciones químicas en las células necesitan para su actividad de la presencia de otras sustancias de pequeño tamaño molecular que designamos con el nombre de «coenzimas». Mientras que los enzimas propiamente dichos (apoenzimas) son moléculas proteicas sintetizadas por las mismas células, los coenzimas se derivan de sustancias que nuestro organismo no puede sintetizar y que, en consecuencia, necesita recibir del exterior. Todas las vitaminas del complejo B tienen en común el servir como coenzimas o precursores de coenzimas. En la Tabla VIII presentamos algunos ejemplos del papel de esta vitaminas como coenzimas y de algunas de las reacciones en las que estos coenzimas participan.

Las transformaciones químicas que en el organismo se verifican, por ejemplo, la oxidación de una molécula de glucosa, lo hacen escalonadamente a través de una serie de reacciones, cada una de las cuales representa un pequeño cambio y es catalizada por un enzima específico. La falta de la vitamina que sirve como coenzima de un enzima dado da lugar a la inactivación del enzima y, en consecuencia, a la interrupción de la cadena de reacciones en el nivel de la reacción catalizada por el enzima inactivo.

Las consecuencias son fáciles de comprender. La sustancia que debe transformarse en la reacción no se transforma y se acumula en el interior de la célula o en el medio extracelular. Al mismo tiempo deja de formarse la sustancia que es el producto de la reacción y su concentración disminuye. No es difícil comprender que cuando la serie de reacciones está destinada a la liberación de energía, como en el caso de la oxidación de la glucosa, la cantidad de energía liberada, de acuerdo con la ley de Hess, va a ser sólo la que corresponde a la liberada por las reacciones anteriores a aquélla en que ha tenido lugar la interrupción. Muchas de las reacciones en las que las vitaminas del grupo B participan como coenzimas son, precisamente, reacciones necesarias para la liberación de energía

TABLA VIII

COENZIMAS DERIVADOS DE LAS VITAMINAS
HIDROSOLUBLES DEL COMPLEJO B

Vitamina	*Coenzima*	*Reacciones en que participa*
Tiamina.	Cocarboxilasa. (Pirofosfato de tiamina).	Decarboxilación oxidativa de cetoeácidos (pirúvico, etc.).
Riboflavina.	Nucleótidos flavínicos. Flavín mononucleótido (FMN). Flavín adenín dinucleótido (FAD).	Oxidación-reducción. (Transporte de electrones en la cadena respiratoria).
Piridoxina.	Piridoxal 5! fosfato. Piridoxamina 5^1 fosfato.	Transferencia de grupos amínicos. Decarboxilación de aminoácidos. Síntesis ácido amino levulínico. Transformación triptófano en niacina.
Cianocobalamina.	5^1 deoxiadenosil cobalamina.	Transferencia de grupos metílicos.
Niacina.	Niacín adenín dinucleótido (NAD). Niacín adenín dinucleótido fosfato (NADP).	Oxidación-reducción. (Transporte de electrones en la cadena respiratoria).
Folacina.	Tetrahidrofolato.	Transferencia grupos de un átomo de carbono.
Acido pantoténico.	Coenzima A.	Transferencia de grupos acetílicos y acílicos.
Biotina.	Síntesis de ácidos grasos. Parte de la piruvato carboxilasa.	Transferencia de grupos CO_2.

en el organismo. La carencia de estas vitaminas, por consiguiente, va a limitar la capacidad de las células para obtener la energía que para sus funciones necesitan.

Lo que acabo de describir (espero haberlo hecho en forma comprensible) corresponde al concepto de «lesión bioquímica» introducido por Peters hace medio siglo con motivo de sus estudios sobre el papel de la tiamina en el metabolismo del cerebro. Este concepto significa que la consecuencia inmediata de una deficiencia vitamínica es una alteración bioquímica, que en el caso de las vitaminas del grupo B va a consistir, como acabamos de ver, en que no se verifica una reacción catalizada por un enzima que necesita la vitamina como coenzima.

Conocemos en la actualidad las lesiones bioquímicas producidas por las carencias de las vitaminas del complejo B. Conocemos también los mecanismos químicos que explican el papel de dichas vitaminas en las reacciones catalizadas por los enzimas que las utilizan como coenzimas. Aparte de la considerable importancia teórica de estos conocimientos, que no debo considerar ahora, los datos que acabo de mencionar han servido de base para desarrollar métodos que nos permiten demostrar la existencia de una carencia vitamínica, con anterioridad a la aparición de sus manifestaciones clínicas. Estos métodos constituyen un valioso instrumento para la evaluación del estado nutritivo en individuos que no manifiestan los signos clínicos conocidos de las enfermedades carenciales.

Nuestros conocimientos han progresado menos en cuanto se refiere a las relaciones entre la «lesión bioquímica» inicial y las manifestaciones clínicas de la carencia vitamínica.

La carencia experimental de una vitamina puede dar lugar a manifestaciones diferentes en distintas especies animales. La carencia de vitamina E, por ejemplo, como hemos señalado, causa notables alteraciones de las funciones reproductoras en la rata y el ratón, alteraciones de la musculatura esquelética y el músculo cardíaco en el conejo, alteraciones del sistema nervioso central en los pollos, hemorragias en el pavo y anemia hemolítica en los monos. Si la lesión bioquímica inicial es la misma, como hemos indicado, ¿por qué las manifestaciones de la carencia varían de una especie a otra?

Por otra parte, las carencias de distintas vitaminas pueden manifestarse con síntomas semejantes en especies diferentes. Hace años se hablaba de tres formas de pelagra: la pelagra humana (y su equivalente la «lengua negra» del perro), debida a la carencia de niacina; la pelagra de la rata, debida a la carencia de piridoxina, y la pelagra del pollo, debida a la carencia de ácido pantoténico. Si, como hoy sabemos, la carencia de cada una de estas vitaminas produce lesiones químicas diferentes, ¿por qué sus manifestaciones «clínicas» son semejantes en distintas especies?

He insistido en esto para que el lector comprenda que, a pesar del enorme progreso realizado, quedan aún muchos problemas que resolver, y para que comprenda también la osadía de tantos autotitulados «expertos en nutrición» que sostienen las más disparatadas opiniones con total ignorancia de los conocimientos que poseemos y de las limitaciones de dichos conocimientos.

La vitamina C, de la que no me he ocupado hasta ahora, es un caso aparte dentro de las vitaminas hidrosolubles. La carencia de esta vitamina, como es bien sabido, produce el escorbuto, una enfermedad conocida desde muy antiguo, que despertó gran interés durante la época de los grandes viajes que sigue al descubrimiento de América.

La lesión bioquímica característica de esta enfermedad consiste en la formación defectuosa del colágeno, la proteína que constituye la membrana basal de los capilares sanguíneos, las fibras del tejido conjuntivo y la matriz orgánica de los tejidos duros como el hueso. Un derivado hidroxilado del aminoácido prolina, la hidroxiprolina, es un constituyente característico del colágeno que no se encuentra en otras proteínas. El enzima que cataliza la hidroxilación de la prolina (prolín hidroxilasa) muestra baja actividad en los tejidos de los animales que padecen escorbuto experimental. Pero la hidroxilación de la prolina es activada por otras sustancias distintas del ácido ascórbico, y no conocemos con exactitud el papel de esta vitamina en la síntesis del colágeno.

Carencias vitamínicas secundarias

La ausencia de una determinada vitamina en la dieta no es la única causa del desarrollo de manifestaciones carenciales. Dichas manifestaciones pueden presentarse en personas cuya dieta contiene cantidades de la vitamina que pueden considerarse suficientes para un sujeto normal.

Estas manifestaciones carenciales, a las que llamamos «carencias secundarias», pueden deberse a causas muy variadas, alguna de las cuales debemos considerar ahora.

La utilización digestiva de las vitaminas y su absorción pueden estar alteradas, dando lugar a que la vitamina presente en la dieta no llegue al interior del organismo. Ya he mencionado que la vitamina K, por ejemplo, necesita la presencia de sales biliares para su absorción. La obstrucción de las vías biliares, al impedir la llegada de la bilis al intestino, da lugar al desarrollo de un cuadro hemorrágico, que, como se ha dicho, puede tratarse con éxito por la inyección de dicha vitamina.

Las vitaminas contenidas en algunos alimentos pueden encontrarse en ellos combinadas en forma tal que no puedan ser absorbidas en el aparato digestivo. Este parece ser el caso de la niacina contenida en el maíz. Es sabido que el consumo de maíz da lugar al desarrollo de la pelagra, como observó Gaspar Casal en 1735, en personas en las que el maíz constituía su alimento principal. Pero la niacina contenida en el maíz puede ser liberada por el tratamiento previo del cereal con un álcali. Esta es posiblemente la razón por la que el consumo de harina de maíz previamente tratado con lechada de cal, como se practica en la preparación de las «tortillas» mexicanas, no aparece asociado al desarrollo de la enfermedad.

En los alimentos pueden existir sustancias que impiden la absorción de la vitamina o que produce la destrucción de la misma en el intestino. El primero de estos mecanismos parece ser la causa principal de la carencia de biotina observada en el hombre y en los animales de experimentación. La biotina es una vitamina de enorme actividad que está presente en muchos alimentos y que, además, es producida por las bacterias intestinales. Por ello, la deficiencia de biotina es poco frecuente en la especie humana. Pero la clara de huevo contiene una proteína llamada *avidina,* que se combina con la biotina, formando un compuesto que nuestro aparato digestivo no puede utilizar. Las ratas alimentadas con clara cruda de huevo desarrollan un cuadro caracterizado por graves lesiones de la piel (dermatitis seborroides). Por esa razón, la biotina fue originalmente denominada vitamina H (H es la inicial de la palabra Haut, que significa piel en alemán). La cocción del huevo denatura la *avidina* y deja la vitamina en libertad. El consumo de huevos cocidos no produce deficiencia de biotina.

En la literatura se describe un caso de deficiencia de biotina caracterizado por graves alteraciones cutáneas que curaron mediante la inyección del éster metílico de la biotina. Este extravagante sujeto consumía una dieta que consistía principalmente en huevos crudos (seis docenas a la semana) y una cantidad considerable de vino tinto. Desconozco las razones que movieron a esta persona a adoptar tan disparatada dieta. Otros dos casos semejantes han sido descritos posteriormente.

En 1942 Sydenstricker produjo deficiencia de biotina en cuatro voluntarios cuya dieta contenía albúmina de huevo seca en proporción equivalente a un 30 por ciento del valor calórico total de la misma, suplementada con todas las vitaminas entonces conocidas del complejo B, excepto la biotina.

Estas observaciones deben servir de advertencia a quienes puedan caer en la tentación de alimentarse con grandes cantidades de huevos crudos.

En algunos alimentos, como ciertos pescados, existe un enzima (tiaminasa) que es capaz de destruir la tiamina (vitamina B_1). En 1936 se produjo una epidemia de parálisis (parálisis de Chastek) en una granja de zorros plateados alimentados con carpa cruda. Pudo demostrarse la presencia de tiaminasa en los tejidos de la carpa y otros peces. La administración de tiamina curó el cuadro paralítico y evitó la aparición de nuevos casos. No se conocen casos de deficiencia de tiamina producidos en el hombre por el consumo de pescado crudo; pero los entusiastas de este alimento deberán de tener en cuenta lo que acabo de exponer.

La presencia en los alimentos de sustancias de estructura química semejante a la de una vitamina puede ocasionar el desarrollo de un cuadro carencial. Se debe este fenómeno a que el organismos utiliza como coenzima a la sustancia de estructura análoga a la de la vitamina, no siendo capaz de activar este coenzima al enzima correspondiente. Un ejemplo muy elocuente de este mecanismo de producción de deficiencias vitamínicas es la producción de un cuadro hemorrágico en el ganado alimentado con una cierta variedad de trébol *(melilotus alba)* en malas condiciones. Pudo demostrarse que este efecto era debido a la presencia en el trébol de una sustancia (dicumarol) cuya estructura es semejante a la de la vitamina K, dando lugar a una disminución del contenido de vitamina K en los tejidos de los animales. Esta observación llevó a la producción de una serie de anticoagulantes sintéticos, que han tenido aplicación en la clínica y como raticidas.

La obtención por síntesis de sustancias estructuralmente análogas a varias vitaminas ha sido de gran utilidad para la producción experimental de avitaminosis en voluntarios humanos y en los animales de laboratorio. Estos productos, junto a las demás sustancias que acabo de mencionar, pueden agruparse bajo el título genérico de *antivitaminas,* porque, de una forma u otra, impiden que las vitaminas desempeñen su papel en los procesos nutritivos. Debo recordar, por último, que varios fármacos, así como algunos antibióticos, las isoniazidas utilizadas en el tratamiento de la tuberculosis y algunas de las sustancias empleadas como anticonceptivos pueden impedir la utilización de ciertas vitaminas. Los médicos deben tener presentes estos hechos y tomar las medidas pertinentes para evitar al desarrollo de carencias vitamínicas.

Errores en el empleo de las vitaminas

Las vitaminas no son medicamentos en el sentido corriente de la palabra. Son necesarias para la vida, pero sólo curan las enfermedades ocasionadas por su carencia, tanto si se trata de una deficiencia primaria (o dietética) como de una carencia secundaria. Algunas vitaminas, por otra parte, pueden ejercer efectos farmacológicos que, en general, no tienen relación con su función como vitaminas.

Son muchas las personas que creen que la administración indiscriminada de vitaminas puede curar o evitar todas las enfermedades imaginables, hacer que nos sintamos mejor, que disfrutemos de una vida más sana y más larga y hasta que es posible, a fuerza de vitaminas, mejorar nuestro aspecto físico y nuestra capacidad intelectual. Nada justifica tales creencias. La persona normal, que come una dieta suficiente para satisfacer sus necesidades de energía y que contiene alimentos representativos de cada uno de los seis grupos de alimentos corrientes, debe recibir todas las vitaminas que necesita, y no es de esperar en estas condiciones que el aumento en el consumo de vitaminas tenga efecto beneficioso alguno.

Las vitaminas del grupo B, como hemos dicho, sirven como coenzimas, pero la parte proteica del enzima (el coenzima), como también se ha dicho, es sintetizada por las células, y su síntesis, en cuanto yo sé, no es estimulada por la administración de la vitamina que va a servirle de coenzima. En consecuencia, las vitaminas en exceso de las necesarias para completar las proteínas enzimáticas no son utilizadas y van a ser eliminadas por la orina, porque nuestro organismo tiene una capacidad muy limitada para almacenar vitaminas hidrosolubles.

El papel de las vitaminas podría compararse al de las piezas de un rompecabezas compuesto por piezas diferentes unas de otras. Sólo hay un sitio en que pueda encajar cada una de las piezas. Para completar el rompecabezas son necesarias todas las piezas, pero de nada servirá tener una de las piezas repetida varias veces. Una vez colocada una de ellas no habrá sitio para las demás.

El doctor Bender, por su parte, compara las vitaminas a las bujías de un automóvil. «Un motor de automóvil —escribe— no puede funcionar sin bujías, pero su rendimiento no mejorará ni un ápice si usted lleva una bujía de recambio en el portaequipajes.»

El consumo injustificado de vitaminas cuesta al contribuyente español, y al de otros países, enormes cantidades de dinero, sin beneficio demostrable para la salud de la población. Recetar vitaminas sin saber si el paciente realmente las necesita puede ser una forma expeditiva de salir del paso y de satisfacer los deseos del que las pide. Pero si el paciente sufre una enfermedad grave, que no se cura con vitaminas, puede contribuir a que aquél no reciba el tratamiento que su enfermedad demanda.

El diagnóstico de las carencias vitamínicas en su fase inicial puede ser difícil y exige el empleo de los métodos que antes mencioné, que no siempre están al alcance del médico. El resultado es, pues, que muchas personas consumen vitaminas que no necesitan, mientras que otras que pueden necesitarlas no las reciben.

El consumo de suplementos vitamínicos sólo está justificado en aquellas personas que consumen dietas inadecuadas, en las que tienen necesidades elevadas de vitaminas o en las que padecen o están expuestas a padecer, alguna forma de avitaminosis secundaria, tal como las que acabamos de describir.

La forma extrema del consumo exagerado de vitaminas es la que llamamos «terapéutica megavitamínica» (el prefijo mega significa un millón). Se piensa ingenuamente que si un mg. o unos pocos mg. de una vitamina son indispensables para la vida, unos cuantos mg. más deben ser necesariamente beneficiosos. Ya he dicho, y debo repetirlo, que no poseemos prueba alguna de la veracidad de este supuesto. Lo sorprendente es que la idea del supuesto efecto beneficioso de la administración de grandes dosis de una vitamina sea defendido por personas tan eminentes como el gran químico norteamericano, y dos veces Premio Nobel, Linus Pauling.

El interés del doctor Pauling por la vitamina C parece haber sido despertado por una carta del novelista Irwin Stone recomendándole el consumo diario de grandes cantidades de vitamina C. El doctor Pauling y su esposa comenzaron a tomar diariamente 1 g. o más de ácido ascórbico y, según sus propias palabras, notaron inmediatamente una sensación de bienestar y una sorprendente reducción del número de resfriados y de la intensidad de los mismos.

En su famosa obra de 1970, utilizando datos de composición química de una extensa serie de alimentos vegetales que pueden ser consumidos por un gorila, calculó Pauling que un adulto humano que comiese una dieta semejante consumiría diariamente unos 2,3 g. de ácido ascórbico. Esta cifra equivale a unas cuarenta veces el consumo recomendado en Estados Unidos. Calculó además las necesidades de ácido ascórbico del hombre, usando datos de la velocidad de síntesis de esta sustancia por algunas especies animales que no necesitan ácido ascórbico en su dieta. Como resultado de estos cálculos concluyó Pauling que las necesidades diarias de ácido ascórbico del hombre ascienden a 10 g. Esta cifra es casi cien veces mayor que el consumo medio de ácido ascórbico en España, uno de los países con más elevado consumo del mismo.

No es difícil detectar algunos de los errores de los argumentos de Pauling. Para recibir 2,3 g. diarios de ácido ascórbico y 2.500 kilocalorías por día, con la dieta de gorila, el hombre tendría que comer unos 9 kg. de alimentos.

Por otra parte, si suponemos que nuestros antepasados han sido carnívoros durante mucho tiempo y que consumían una dieta media de 2.500 kilocalorías diarias, tendremos que concluir, como concluye Yudkin, que su consumo diario de ácido ascórbico no debía pasar de unos 10 mg. En otras palabras, un consumo mil veces menor que la cifra de necesidades diarias calculada por Pauling. Si las necesidades de vitamina C del hombre fuesen realmente del orden de magnitud calculado por Pauling, es difícil comprender que nuestra especie haya sobrevivido.

Numerosos experimentos acerca del efecto de las dosis elevadas de ácido ascórbico sobre la frecuencia y duración del resfriado han sido realizados antes y después de la aparición del libro de Pauling. Los mejores de estos experimentos, como el realizado en Canadá (Anderson y colaboradores, 1974), no muestran un efecto evidente de las dosis elevadas de ácido ascórbico en la prevención o el tratamiento del resfriado común. Las diferencias entre los sujetos que recibían el suplemento de ácido ascórbico y los que recibían una sustancia sin efecto (placebo), en vez de ácido ascórbico, no fueron estadísticamente significativas para ninguno de los grupos estudiados. En uno de ellos, los sujetos que no recibían ácido ascórbico padecieron menos resfriados y de menor gravedad que ninguno de los demás grupos.

Los autores canadienses, no obstante, concluyen que sus resultados «son compatibles con un efecto de pequeña magnitud, tanto en las pruebas preventivas como en las terapéuticas». Admitiendo que así sea, la pregunta que inmediatamente se plantea es si los posibles beneficios atribuibles a la administración de ácido ascórbico a grandes dosis (hasta 8 g. por día) compensan los posibles efectos desfavorables de dichas dosis.

El ácido ascórbico es, evidentemente, una sustancia de muy baja toxicidad. Seducidas por los argumentos del doctor Pauling, son muchas las personas que han consumido diariamente grandes cantidades de ácido ascórbico, sin experimentar efectos desfavorables. Pero se han observado algunos casos en los que la administración de ácido ascórbico se ha acompañado de una tendencia a la producción de cálculos renales y de una tendencia a la absorción aumentada de hierro por el intestino, que conduce al almacenamiento excesivo de este metal en los tejidos.

Davidson y Passmore concluyen que una dosis diaria de 4 g. de ácido ascórbico durante pocos días es probablemente inocua. Pero a la vista de los resultados que poseemos tampoco parece posible esperar efectos beneficiosos evidentes de este tratamiento. Los autores mencionados creen, por otra parte, que el empleo de grandes dosis diarias de ácido ascórbico durante un largo tiempo no es recomendable.

La administración de dosis muy elevadas de una vitamina provoca una respuesta por parte del organismo, encaminada al parecer a la destrucción de aquélla. Es lo que llamamos el efecto de «rebote». En el experimento canadiense, antes mencionado, se observó que la supresión brusca de la administración de ácido ascórbico iba seguida de un descenso de la concentración de ácido ascórbico en la sangre de los sujetos, que alcanzó niveles anormalmente bajos.

En el sitio de Leningrado, durante la Segunda Guerra Mundial, se observó que las personas que habían consumido suplementos de vitamina C antes del asedio padecían escorbuto con más frecuencia que las que no habían recibido dicho suplemento. Observaciones semejantes han sido descritas por otros autores en el hombre y en el cobaya. El fenómeno de rebote debe ser tenido en cuenta por quienes deciden emplear dosis de vitamina C.

La polémica suscitada por las ideas de Pauling trae a mi memoria el conocido comentario del gran químico sueco Berzelius acerca de la obra del químico alemán Justus von Liebig, una de las grandes figuras en el estudio científico de la nutrición. Liebig se apresuró en algunas ocasiones a proponer hipótesis basadas en datos experimentales insuficientes. Berzelius critica este proceder, reconociendo al mismo tiempo el genio de Liebig. He aquí el comentario de Berzelius: «Esta clase de Química Fisiológica está concebida en la mesa del despacho y es tanto más peligrosa cuanto más genio se emplea en su ejecución.»

Las vitaminas hidrosolubles son generalmente consideradas sustancias de baja toxicidad, lo que se atribuye a la incapacidad de nuestro organismo para almacenarlas y a la rapidez con que son eliminadas por la orina. Pero no ocurre lo mismo con las vitaminas liposolubles, que se acumulan fácilmente en el tejido adiposo y en el hígado. La toxicidad de las vitaminas liposolubles A y D es bien conocida.

Los exploradores polares y los esquimales saben que es peligroso alimentarse con el hígado del oso blanco. Su consumo causa decaimiento, dolor de cabeza, aumento de la presión del líquido céfalo raquídeo, vómitos y extensas lesiones de la piel. El hígado del oso blanco contiene cantidades enormes de vitamina A (600 mg. de retinol en 100 g.). El hígado de los perros empleados para la tracción de los trineos contiene aproximadamente la mitad de la vitamina A contenida en el hígado del oso blanco. Pero se han descrito casos de intoxicación y muerte entre los exploradores de la Antártida que se vieron obligados a comerse a sus perros.

En la literatura hay descritos unos veinte casos de niños menores de tres años cuyas madres les habían administrado grandes dosis de retinol (entre 30 y 50 mg. por día) durante varios meses. Estos niños perdieron el apetito se volvieron irritables, sentían picor en su piel, que aparecía seca y perdieron parte de su pelo, que se había vuelto áspero. Mostraban además hinchazón de las partes blandas que rodean los huesos largos, debida a la osificación anormal de éstos (exóstosis). Estas manifestaciones desaparecieron rápidamente al suspender la administración de la vitamina.

En diecisiete mujeres que habían consumido durante ocho años dosis diarias de 14 a 90 mg. de retinol, para el tratamiento de enfermedades crónicas de la piel, se desarrolló un cuadro caracterizado por dolor de cabeza, rigidez muscular y aumento de tamaño del hígado.

Los efectos de la administración de dosis elevadas de vitamina D son bien conocidos y es importante recordar que, en el caso de esta vitamina, pueden observarse efectos tóxicos por la administración prolongada de dosis diarias equivalentes a sólo cinco veces la cifra de consumo recomendado.

Hace años, basándose en la capacidad del organismo para almacenar las vitaminas liposolubles, se recomendó la administración de una dosis muy elevada de vitamina D, que no debía repetirse hasta pasados varios meses, en el tratamiento del raquitismo. Esta forma de terapéutica vitamínica recibió el nombre de «terapéutica de choque» (*Stosstherapie,* de los autores alemanes). Pretendía evitar el fracaso del tratamiento con pequeñas dosis administradas diariamente, cuando la madre se olvidaba de administrarlas. Pero algunas madres, pensando sin duda que si una dosis es buena cada seis meses, debe ser aún mejor si se administra cada mes o cada semana, repitieron la dosis con mayor frecuencia que la prescrita por el médico. Numerosos casos de intoxicación por vitamina D fueron observados con este motivo.

En otros casos, las madres emplearon los preparados concentrados de vitamina D como si fuese aceite de hígado de bacalao o preparados de baja concentración.

Las manifestaciones de la intoxicación por vitamina D en el niño comienzan generalmente por pérdida del apetito. El niño pierde peso, se hace irritable y, pasado algún tiempo, cae en una situación estuporosa, que puede hacer pensar en un caso de meningitis. La concentración de calcio en el plasma de los niños que padecen intoxicación por vitamina D es entre 10 y 12 veces mayor que la normal. Los casos de muerte por administración excesiva de vitamina D, descritos en la literatura, mostraban en la autopsia calcificación de las arterias, túbulos renales, corazón, pulmón y otros órganos.

En el adulto, la principal consecuencia de la administración excesiva de vitamina D es el depósito de calcio en el riñón (nefrocalcinosis). Ha sido observada en personas que recibieron grandes dosis de vitamina D para el tratamiento de alteraciones óseas consecutivas a defectos de la absorción intestinal o de enfermedades renales crónicas.

No es mi intención alarmar al lector con la descripción de los peligros de la terapéutica megavitamínica. Pretendo solamente ayudarle a comprender los dos principios fundamentales que deben dirigir el empleo terapéutico de la vitamina: 1. La administración de vitaminas a sujetos normales que consumen una dieta suficiente y variada es, en la mayoría de los casos, de dudosa utilidad. 2. La administración de grandes dosis de vitaminas, sobre todo si se trata de las vitaminas A y D, es peligrosa y puede tener muy graves consecuencias para el paciente.

Nadie debe adoptar por su cuenta y riesgo el empleo de grandes dosis de vitaminas. Debe, al menos, consultar con un médico experimentado en estas cuestiones, antes de hacerlo.

Las vitaminas son indispensables para nuestra vida y necesarias para la salud; pero deben ser utilizadas racionalmente.

Recomendaciones dietéticas sobre consumo de vitaminas

En varios países existen recomendaciones acerca de las cantidades de cada una de las distintas vitaminas que debe contener la dieta para satisfacer las necesidades de los individuos que constituyen la población a la que las recomendaciones se destinan.

Estas recomendaciones han sido calculadas por grupos de investigadores de reconocida autoridad, utilizando la mejor información existente en cada momento. Estos datos proceden de experimentos en animales, de experimentos en personas y de observaciones clínicas que, en ocasiones, son difíciles de interpretar. El acuerdo entre los especialistas no ha sido siempre fácil de alcanzar. La publicación de la nueva edición de las Recomendaciones dietéticas de la Academia Nacional de Ciencias de los Estados Unidos (Consejo de Alimentos y Nutrición) ha sido aplazada ante la dificultad de alcanzar unanimidad.

La realidad es, pues, que no conocemos las necesidades de vitaminas del hombre con la exactitud que sería deseable. No obstante, teniendo en cuenta el margen de seguridad con que estas recomendaciones han sido calculadas, como se explicó al hablar de las necesidades de proteínas, podemos concluir que las cifras obtenidas son ampliamente suficientes para satisfacer las necesidades de las personas sanas que constituyen la población y consumen una dieta variada en la que se encuentran los alimentos de uso corriente en el país al que las recomendaciones se destinan.

En la Tabla IX presentamos datos tomados de la edición de 1980 de las Recomendaciones dietéticas de la Academia Nacional de Ciencias de los Estados Unidos. Incluyo en ella la explicación de las unidades empleadas, que el lector debe tener en cuenta.

La diferencia más notable entre estas recomendaciones y las propuestas por el Departamento de Sanidad y Seguridad Social del Reino Unido se refieren al consumo de ácido ascórbico. Las recomendaciones del Reino Unido son 30 mg. diarios de ácido ascórbico; la mitad de la cantidad recomendada por los investigadores norteamericanos.

Tabla IX

CONSUMO DIARIO DE VITAMINAS RECOMENDADO PARA ADULTOS DE 23 A 50 AÑOS

	Varones (70 kg.)	*Hembras (55 kg.)*
Vitamina A, microgramos (1)	1.000	800
Vitamina D, microgramos (2)	5	5
Vitamina E, miligramos (3)	10	8
Vitamina B_1, milagramos de tiamina	1,4	1,0
Vitamina B_2, miligramos de riboflavina	1,6	1,2
Niacina, miligramos (4)	18	13
Vitamina B_6, miligramos de piridoxina	2,2	2,0
Folacina, microgramos	400	400
Vitamina B_{12}, microgramos de cianocobalamina	3	3
Acido pantoténico, miligramos	4,7	
Biotina, microgramos	100-200	100-200
Vitamina C, miligramos de ácido ascórbico	60	60

(1) Expresada en equivalentes de retinol: 1 equivalente de retinol = 1 microgramo de retinol o 6 microgramos de beta caroteno.

(2) 1 microgramo de colecalciferol = 40 unidades internacionales de vitamina D.

(3) Expresado en equivalentes de alfa tocoferol: 1 equivalente de alfa tocoferol = 1 mg de alfatocoferol.

(4) Expresado en equivalentes de niacina: 1 equivalente de niacina = 1 mg de niacina (ácido nicotínico) o 60 mg de triptófano.

Comentario final

De lo dicho hasta ahora, puede deducirse que las necesidades de nutrientes esenciales del organismo humano se reducen a no mucho más de unas cincuenta sustancias químicamente identificadas, a saber: una o dos clases de hidratos de carbono, una cierta cantidad de grasa que debe contener la proporción necesaria de los dos ácidos grasos indispensables (linoleico y linolénico), la cantidad de proteínas necesaria para suministrar los ocho aminoácidos esenciales, más cuatro o cinco no esenciales; trece vitaminas y unos veinte minerales. En total unas 30 sustancias orgánicas (compuestos de carbono) y unas veinte inorgánicas (minerales). Si se piensa que la Química Orgánica conoce en la actualidad unos cinco millones de compuestos, hemos de concluir que las necesidades del organismo humano, en cuanto a sustancias orgánicas se refiere, son extraordinariamente modestas.

Una mezcla de estas cincuenta sustancias, químicamente purificadas, y en proporciones correspondientes a las cantidades de cada una de ellas que nuestro organismo necesita, lo que llamamos la «dieta química», es capaz de mantener un estado nutritivo satisfactorio en el hombre y en los animales de experimentación. Dicha mezcla, incorporada en un medio acuoso, puede ser administrada por vía intravenosa, y es capaz de mantener satisfactoriamente el estado nutritivo de personas que no pueden alimentarse normalmente, haciendo posible su curación.

En resumen, pues, podemos hacer ahora lo que no pudo hacerse a fines del pasado siglo, cuando no conocíamos todavía la existencia de las vitaminas. Los experimentos realizados y los éxitos alcanzados indican que, al parecer, conocemos hoy todas las sustancias que son indispensables para nuestra nutrición.

No se alarme el lector pensando que la «dieta química» será la dieta que nuestros descendientes van a consumir en el futuro. Es demasiado cara y extraordinariamente monótona y aburrida.

Parece justificado creer que, en un futuro previsible, nuestros descendientes continuarán consumiendo los mismos productos que han sido la base de nuestra alimentación desde que comenzó el desarrollo de la agricultura y la ganadería, hace unos 10.000 años. Por supuesto, disfrutarán de mayor abundancia y variedad de alimentos, debido a la aplicación cada vez más intensa de los conocimientos científicos a la producción y transformación industrial de los mismos.

Composición química y propiedades nutritivas de los principales grupos de alimentos

Los alimentos que componen nuestra dieta son productos de origen vegetal y animal constituidos por muy complejas mezclas de compuestos químicos, en las que además de las sustancias indispensables para nuestra nutrición existen, generalmente en pequeña cantidad, multitud de sustancias que no lo son y agua en muy variadas proporciones.

Existen en muchos países excelentes tablas de composición química de la parte comestible de los alimentos, que son indispensables para los cálculos dietéticos. Pero dado el carácter de esta obra, no me parece justificado reproducir en ella ninguna de dichas tablas. Creo más útil presentar aquí una sucinta información acerca de las características de los principales alimentos que constituyen nuestra dieta acostumbrada, distribuidos en grupos de propiedades nutritivas semejantes.

He aquí los principales grupos de alimentos que intento considerar:

1. Leche y sus derivados. Huevos.
2. Carnes, pescados, aves y caza.
3. Grasas y aceites.
4. Cereales, leguminosas y tubérculos.
5. Hortalizas y verduras.
6. Frutas.

Leche y sus derivados. Huevos

La leche, el producto de secreción de la glándula mamaria de las hembras de los mamíferos, es el más completo de los alimentos que integran la dieta humana. No debe olvidarse que las leches producidas por las distintas especies de mamíferos difieren notablemente unas de otras. Por lo que a la alimentación del adulto se refiere, es la leche de vaca la que debemos considerar aquí.

Cien gramos de leche entera de vaca contienen, aproximadamente, 3,2 g. de proteínas, 3,9 g. de grasa y 4,6 g. de hidratos de carbono, principalmente lactosa. El valor calórico de la leche es, por tanto, 66 kilocalorías por 100 gramos, aproximadamente. La contribución de cada uno de estos tres componentes al valor calórico total de la leche es, pues: proteínas, 19 por ciento; grasa, 53 por ciento; lactosa, 28 por ciento. La leche es el único de los alimentos de origen animal que contiene una proporción significativa de hidratos de carbono. Puede ser de interés recordar que la leche humana difiere de la de vaca por su menor contenido de proteínas (1 por ciento), un contenido prácticamente igual de grasa (4,2 por ciento) y un contenido más elevado de lactosa (7,3 por ciento). Su valor calórico es, aproximadamente, 70 kilocalorías por 100 g. y la diferencia más notable con la leche de vaca estriba, como ya se ha señalado al hablar de las proteínas, en la menor contribución de las proteínas al valor calórico total de la leche humana. En el ejemplo que acabo de presentar las proteínas contribuyen solamente un 5,8 por ciento de la energía total de la leche humana.

La leche descremada de vaca tiene la siguiente composición aproximada, por 100 g.: proteínas, 3,4 g.; grasa, 0,1 g.; lactosa, 4,7 g. La contribución de estos componentes al valor calórico total de la leche descremada es, por tanto: proteínas, 41 por ciento; grasa, 3 por ciento; lactosa, 56 por ciento.

La leche, como ya se ha dicho, es rica en calcio (unos 100 mg. por 100 g.), pero pobre en hierro (0,1 mg. por 100 g.).

Las proteínas de la leche de vaca son de muy buena calidad y suplementan muy eficazmente a las proteínas de más baja calidad presentes en los alimentos de origen vegetal.

Aunque la leche de vaca fue un alimento que desempeñó un importante papel en el descubrimiento de las vitaminas, no es en realidad un alimento de extraordinaria riqueza vitamínica. Contiene, sin embargo, cantidades significativas de muchas de las vitaminas necesarias para el hombre. En los países en los que la leche constituye un componente de cierta magnitud de la dieta media, la leche es de hecho una importante fuente de vitaminas, como luego veremos.

La leche entera de vaca contiene aproximadamente (por 100 g.) unos 155 microgramos de equivalentes de retinol, 0,03 mg. de tiamina, 0,12 de riboflavina, 0,9 mg. de equivalentes de niacina y 0,4 microgramos de vitamina B_{12}. Pero es pobre en vitaminas C y D. La leche descremada contiene aproximadamente las mismas cantidades de vitaminas hidrosolubles que la leche entera.

La leche es, pues, un excelente alimento, de muy elevado valor nutritivo en relación con su precio. En los países en los que es consumida en cantidades del orden de medio litro por día, la leche proporciona un 10 por ciento de la energía total de la dieta, un 40 por ciento de su contenido de calcio, un 14 por ciento de su contenido en vitamina A y una proporción significativa de las vitaminas hidrosolubles del complejo B.

La leche descremada, que, como hemos visto, posee aproximadamente el mismo contenido de proteínas, lactosa y calcio que la leche entera, tiene también el mismo contenido de vitaminas del complejo B.

Es, por tanto, un alimento útil para las personas que desean mantener su peso corporal y para aquellas que, por razones que más tarde veremos, deben limitar su consumo de grasa.

El queso es un excelente alimento que conserva, en forma concentrada, las proteínas, la grasa y el calcio de la leche, la vitamina A y buena parte de la riboflavina. Pero la composición del queso varía considerablemente de unas clases a otras, en relación con su variable contenido de agua. No es posible dar aquí información acerca de la composición de todos los quesos que se encuentran en el mercado. Los quesos blandos, y los preparados con leche

QUESO BLANDO 10% LECHE
" CURADO 5% LECHE

descremada, tienen valor calórico y proporción de nutrientes inferiores a los de los quesos duros. Como la leche descremada, son útiles para las personas preocupadas por su peso.

Los quesos muy fermentados contienen cantidades importantes de tiramina, una amina resultante de la decarboxilación del aminoácido tirosina, por la acción de las bacterias. Esta amina posee marcado efecto hipertenso; pero es rápidamente destruida en el organismo por una enzima (monoamino oxidasa). El consumo de quesos fermentados, por tanto, no constituye peligro alguno para las personas normales. Pero algunos fármacos empleados en el tratamiento de la depresión, por ejemplo, inhiben la actividad de la monoamino oxidasa. Las personas sometidas a este tratamiento deben abstenerse del consumo de queso.

Los derivados de la leche, como el yogur, obtenidos por la acción de las bacterias lácticas que transforman parte de la lactosa en ácido láctico, tienen, en consecuencia, un menor contenido de lactosa que la leche. Son por ello útiles para personas que padecen intolerancia a la lactosa; son alimentos excelentes y agradables que gozan de gran popularidad, pero debo prevenir al lector en cuanto a las virtudes extraordinarias que se les atribuyen.

A comienzos de siglo, el investigador ruso Metchnikoff supuso que el consumo de yogur y otros productos lácteos semejantes era la causa del elevado número de centenarios que vivían en el Cáucaso y otros lugares. Creía Metchnikoff que nuestra vida se acorta a consecuencia de la entrada en nuestro organismo de sustancias tóxicas producidas por las bacterias que colonizan nuestro intestino. Pensó que la solución del problema estaba en sustituir las bacterias intestinales por el *Lactobacillus bulgaricus*, agente que causa la transformación de la lactosa en ácido láctico durante la preparación del yogur. Las ideas de Metchnikoff nunca han sido comprobadas por estudios posteriores. Sabemos ahora que la abundancia de centenarios en el Cáucaso es más una leyenda que una realidad, y nunca ha podido demostrarse que el *Lactobacillus bulgaricus* crezca satisfactoriamente en el intestino humano, ni que sea capaz de desplazar de él a las bacterias que Metchnikoff consideraba nocivas. El yogur, como he señalado, es un excelente alimento, y las personas a quienes les agrade harán bien en seguir consumiendo tan delicioso producto. Pero no esperen que el consumo de yogur les ayude a prolongar su vida.

Los huevos contienen proteínas de excelente calidad (unos 6 g. por huevo). Son, de hecho, las proteínas a las que se asigna un valor biológico de 100 por los estudiosos de la nutrición proteica. Contienen grasa (unos 5 g.) y su valor calórico es del orden de 65 a 70 kilocalorías por huevo. Contienen también alrededor de 1 mg. de hierro, una modesta proporción de vitamina A, vitamina D, riboflavina, niacina y vitamina B_{12}. Son un importante componente de la dieta, cuyo principal inconveniente se debe a su contenido de colesterol (unos 250 mg. por huevo). Por esta razón, se recomienda actualmente a las personas que deben reducir el nivel de colesterol de la sangre que limiten el consumo de huevos a no más de 3 a 5 huevos por semana.

Por las razones expuestas al hablar de la deficiencia de biotina, en la sección sobre carencias vitamínicas secundarias, el consumo de gran número de huevos crudos, preconizado por algunos entusiastas de la «alimentación natural», no es recomendable.

Carnes, pescados, aves y caza

Los alimentos incluidos en este grupo se caracterizan por su elevado contenido de proteínas de buena calidad. En términos generales, contienen entre 16 y un 20 por ciento de proteínas, referido al peso fresco de su parte comestible.

La calidad de las proteínas es ligeramente inferior a la de las proteínas de la leche y el huevo (proteína total). La carne es un excelente suplemento de las proteínas de los cereales. El contenido en lisina del músculo de ternera es ligeramente superior al de la proteína de la leche de vaca y la proteína total del huevo de gallina y unas cuatro veces mayor que el contenido de lisina de la proteína del trigo.

El contenido en grasa de la carne es muy variable y, como señalan algunos autores, las tablas de composición de alimentos son de poca utilidad cuando tratamos de calcular la cantidad de grasa en una muestra de carne cuyo análisis no poseemos.

La carne de pollo (sin piel) contiene sólo un 4 a 5 por ciento de grasa, y la carne magra de ternera un 10 a 12 por ciento, pero la carne de un buey cebado puede tener más del doble de esta cantidad. La carne de cordero puede contener un 25 por ciento de grasa, y esta cifra, o algo mayor, es la que se encuentra en la carne de cerdo.

Debido a esta variabilidad es difícil dar cifras acerca del valor calórico de las distintas clases de carne. Un filete magro de ternera puede tener un valor calórico de 170 kilocalorías por 100 g., mientras que la carne de buey cebado puede tener más de un 25 por ciento de grasa y un valor calórico de unas 290 kilocalorías por 100 g.

Las carnes en general son ricas en hierro y zinc y, como se ha dicho, el hierro se encuentra en una forma que es fácilmente absorbida por el intestino. En la dieta media británica la carne y sus derivados aportan un 22 por ciento del hierro total.

Las carnes son pobres en calcio. Son, en cambio, una buena fuente de vitaminas del grupo B, excepto folacina. La carne de cerdo, como ha sido mencionado, es la más rica en tiamina. En las dietas consumidas en Estados Unidos e Inglaterra, la carne y los productos cárnicos contribuyen un 15 por ciento de su contenido total de tiamina, un 25 por ciento del contenido total de riboflavina y un 50 por ciento del contenido total de niacina.

La carne contiene poca vitamina A y muy poca vitamina C (ácido ascórbico), que se encuentra en cambio en las vísceras. A pesar de ello el consumo de carne y vísceras posee un efecto protector frente al desarrollo del escorbuto. El ejemplo clásico de este efecto protector de la carne y las vísceras es la observación realizada en las tropas de la tercera división india sitiada por los turcos en Kut-el-Amara, en 1915. Al rendirse las tropas en 1916, se habían presentado numerosos casos de escorbuto entre los soldados indios que se habían negado a comer carne. En cambio, los oficiales y soldados británicos, que se habían comido sus caballos durante el sitio, no padecieron la enfermedad.

El consumo de carne se ha elevado en todos los países conforme se ha elevado el nivel de vida de la población. En la actualidad, el consumo de carne suministra en los países desarrollados una tercera parte de las proteínas totales consumidas.

La carne no es un alimento indispensable para el hombre, pero debido a sus propiedades nutritivas y gustativas es un componente importante de las dietas consumidas en los países desarrollados. Y, por supuesto, no es responsable de los efectos perjudiciales que algunos vegetarianos le atribuyen.

El pescado tiene, en general, un contenido proteico un poco inferior al de la carne de los animales terrestres. Debido al menor contenido de fibras conectivas, los pescados son de fácil digestión, lo que probablemente explica su reputación como alimentos apropiados para convalecientes y personas con poca capacidad digestiva.

Los pescados blancos están prácticamente desprovistos de grasa, pero los que llamamos pescados azules pueden contener de un 8 a un 15 por ciento de grasa. La grasa de los pescados marinos contiene ácidos grasos de elevado tamaño molecular (20 y 22 átomos de carbono) y muy insaturados (5 y 6 enlaces dobles en la molécula). Los aceites de pescado rebajan efectivamente el nivel de colesterol, como observamos en nuestro laboratorio hace treinta años, y rebajan también el nivel de triglicéridos. No hay, pues, razón para prohibir el consumo de pescados azules a las personas que deseen mantener un nivel bajo de colesterol en su sangre.

Los pescados contienen vitaminas del complejo B en proporción algo menor que la carne de los animales terrestres, pero su contribución no es desdeñable en un país como España, en el que el elevado consumo de pescado contribuye, sin duda, a la variedad y calidad de la dieta.

La carne de las aves domésticas no se diferencia mucho de la de los animales terrestres, excepto por el elevado contenido de grasa de algunas aves, como el pato y el ganso.

La carne de los animales salvajes es también muy semejante a la de los animales domésticos y es, en general, de menor contenido de grasa. Contiene (al menos en algunas especies) algo más de hierro que la carne de los animales domésticos, lo que probablemente se debe al mayor contenido dc mioglobina de sus músculos.

Las vísceras de los animales domésticos contienen más hierro que su carne, pero contienen más colesterol. Los sesos contienen aproximadamente un 2 por ciento de colesterol (peso fresco), por lo que no son recomendables para las personas sometidas a un régimen dietético con objeto de rebajar su nivel de colesterol.

Grasas y aceites

Los alimentos incluidos en este grupo tienen dos características comunes: su elevado valor calórico y su estructura molecular.

El elevado valor calórico de las grasas y aceites (9 kilocalorías por gramo) determina su principal papel en la dieta, que es el de suministrar energía. Las dietas consumidas en los países desarrollados derivan el 40 por ciento o más de su energía de las grasas y aceites. Las grasas desempeñan, además, un papel importante como determinantes de las propiedades gustativas de la dieta, lo que llamamos «palatabilidad». Una dieta muy pobre en grasa, como la consumida por las poblaciones de los países menos desarrollados, es muy poco atractiva para nuestro paladar. Por razones de las que me he ocupado anteriormente, pensamos que las dietas muy ricas en grasa son perjudiciales para nuestra salud. Las recomendaciones dietéticas vigentes en muchos países aconsejan limitar el consumo de grasa a un 30 por ciento, aproximadamente, del valor calórico total de la dieta.

Debido a su elevado valor calórico, las grasas son el principal determinante de lo que llamamos la «densidad calórica» de la dieta, es decir, el valor calórico por unidad de peso de la misma. Las personas que realizan actividad física intensa y tienen elevadas necesidades de energía tienden a consumir dietas con mayor contenido de grasa. Esto les permite satisfacer las necesidades de energía sin aumentar excesivamente el volumen de la dieta consumida. Las grasas son un importante determinante del poder de saciedad de la dieta; en otras palabras, de la capacidad de la dieta para apagar la sensación de hambre, avisándonos que debemos dejar de comer.

Por lo que a su composición química se refiere, todas las grasas y aceites son triglicéridos: ésteres de glicerol y tres ácidos grasos, más una pequeña fracción (el 1 por ciento aproximadamente) de material insaponificable que contiene lípidos no esterificados (esteroles, terpenos, etc.) y en la que se encuentran las vitaminas liposolubles.

La diferencia fundamental entre grasas y aceites se debe a su distinto punto de fusión. Llamamos grasas a los miembros de este grupo que son sólidos a temperatura ambiente y aceites a los que son líquidos.

$1200 \times 0,3 = 360$

$\frac{360}{9} = 40$ gr ≙ 4 cucharas

Las numerosísimas grasas que forman parte de nuestra dieta difieren unas de otras por la naturaleza de los ácidos grasos que constituyen su molécula. Estos, a su vez, difieren unos de otros por su tamaño molecular y su grado de saturación. En términos generales, las grasas que contienen ácidos grasos saturados de pequeño tamaño molecular son líquidas a temperatura ambiente, mientras que las constituidas por ácidos grasos saturados de mayor tamaño son sólidas. A igualdad de tamaño molecular una grasa tiene más bajo punto de fusión cuanto mayor es el grado de insaturación de los ácidos grasos que la constituyen.

Clasificamos los ácidos grasos en tres tipos: saturados, monoinsaturados y poliinsaturados. Al hablar de insaturación queremos decir que dos átomos de carbono contiguos en la cadena carbonada han perdido un átomo de hidrógeno cada uno y están unidos por un enlace doble, en vez de estar unidos por un enlace sencillo. En consecuencia, los ácidos grasos saturados son los que no contienen ningún enlace doble en su molécula, los monoinsaturados los que sólo tienen uno y los poliinsaturados los que poseen dos o más enlaces dobles. Del mismo modo podemos clasificar las grasas en tres grupos: saturadas, monoinsaturadas y poliinsaturadas, atendiendo a la naturaleza de los principales ácidos grasos que las constituyen. Pero debe tenerse en cuenta que en una grasa o un aceite existen muy numerosos ácidos grasos de distintas características, tanto en lo que respecta a su tamaño molecular como en lo que respecta a su grado de saturación.

El aceite de coco, por ejemplo, es una grasa saturada líquida a la temperatura ambiente porque está constituido principalmente por ácidos grasos saturados de pequeño tamaño molecular. La manteca de cacao, en cambio, es sólida a temperatura ambiente, porque está constituida por ácidos grasos saturados que son en su mayoría de tamaño molecular mayor que el de los ácidos grasos saturados que se encuentran en el aceite de coco.

Las grasas animales, en general, son más saturadas que los aceites vegetales. Las grasas de pescado son una excepción. A pesar de estar constituidas por ácidos grasos de elevado tamaño molecular (hasta 20 y 22 átomos de carbono), estos ácidos grasos son muy insaturados (hasta cinco y seis enlaces dobles) y son líquidas a temperatura ambiente, es decir, aceites.

La principal grasa monoinsaturada de nuestra dieta es el aceite de oliva, cuyo componente más importante es el ácido oleico, un ácido graso con 18 átomos de carbono y un solo doble enlace.

Muchos de los aceites vegetales empleados en la alimentación humana, como los llamados aceites de semillas, contienen ácidos grasos poliinsaturados, principalmente ácido linoleico (18 átomos de carbono y dos enlaces dobles).

La absorción de las grasas en el intestino depende del tamaño molecular y el grado de insaturación de los ácidos grasos que contienen. En términos generales, a igualdad de saturación los ácidos grasos de pequeño tamaño molecular se absorben mejor que los mayores. A igualdad de tamaño molecular, los ácidos grasos insaturados se absorben mejor que los saturados.

La posición de los ácidos grasos en la molécula del triglicérido es un factor importante para la absorción de la grasa. El enzima responsable de la digestión de la grasa (lipasa pancreática) rompe los dos enlaces éster que unen a los dos ácidos grasos situados en los dos extremos de la molécula (posiciones 1 y 3), dejándolos en libertad; pero no rompe el enlace éster que une el ácido graso al carbono central de la molécula de glicerol (posición 2). Por esta razón, como se señaló al hablar de la digestión anteriormente en esta obra, las grasas son absorbidas en el intestino en forma de dos moléculas de ácidos grasos libres y una molécula de monoglicéridos. Pero el monoglicérido es mejor absorbido que los ácidos grasos libres. Por esta razón las grasas que concentran los ácidos grasos saturados de mayor tamaño, más difíciles de absorber, en la posición central del triglicérido, son mejor absorbidas que aquellas en que los ácidos grasos de más difícil absorción están distribuidos uniformemente entre las tres posiciones del triglicérido. Tal es el caso de la manteca de cerdo, empleada en la alimentación humana. El cerdo y otras especies animales concentran el ácido palmítico (el ácido graso saturado de 16 átomos de carbono) en la posición central de la molécula del triglicérido. La manteca de cerdo es muy bien absorbida, tanto por el adulto como por el niño. Mas si la manteca de cerdo es sometida a un proceso que ocasiona la distribución uniforme del ácido palmítico entre las tres posiciones del triglicérido, la grasa así obtenida se absorbe peor que la manteca de cerdo original. La grasa de la leche humana es muy bien absorbida por la misma razón.

Aunque el principal papel de las grasas es, como hemos dicho, el de suministrar energía, no es ésta su única función en la nutrición. Las grasas son el vehículo de las vitaminas liposolubles y su presencia en la dieta es necesaria para la absorción de dichas vitaminas por el intestino. Ya he señalado que una alteración en la absorción de grasa da lugar al desarrollo de manifestaciones de carencia de las vitaminas liposolubles.

La mantequilla contiene vitamina A en proporción que varía con la alimentación de la vaca y con la época del año. La mantequilla de verano puede contener hasta 1,3 mg. de retinol (vitamina A) por 100 g., mientras que el contenido de la mantequilla en invierno puede no ser mayor de 0,5 mg. por 100 g. La mantequilla es responsable de un 8 por ciento del contenido de vitamina A de la dieta media inglesa.

El contenido de vitamina D en la mantequilla es sólo de 2,5 microgramos por 100 g.

Los aceites vegetales no contienen en general ni vitamina A ni vitamina D. Una excepción es el aceite rojo de la palma *Elaeis guineensis,* que contiene entre 24 y 48 mg. de caróteno por 100 g. Estudios realizados en Nigeria muestran que los niños africanos que consumen aceite rojo de palma gozan de mejor salud que los que no disponen de dicho aceite.

Los aceites vegetales contienen cantidades importantes de vitamina E (tocoferol), principalmente el aceite de germen de trigo. El aceite de oliva contiene unos 10 mg. de tocoferol por 100 g.

Hace cosa de sesenta años se demostró que ciertos ácidos grasos son indispensables para la nutrición de los animales. La alimentación de las ratas con una dieta desprovista de grasa da lugar al desarrollo de una serie de manifestaciones patológicas que se curan por la administración de ácido linoleico. El mismo fenómeno ha sido demostrado posteriormente en el hombre. Ha sido posible verificar que el ácido linoleico y el linolénico son indispensables para la nutrición de los animales y el hombre. Por esta razón, dichos ácidos grasos se denominan ácidos grasos esenciales, o indispensables, y en algún momento se les denominó también con el nombre de vitamina F (inicial de la palabra *fat,* grasa en inglés).

El primero de estos ácidos grasos es abundantísimo en aceites vegetales como el de maíz, el de girasol y el de cártamo. El contenido de ácido linoleico del aceite de oliva corresponde aproximadamente a un 10 por ciento de sus ácidos grasos totales.

Las necesidades de ácidos grasos esenciales se cifran en la actualidad en un 1 a 2 por ciento de la energía total de la dieta, lo que para el hombre adulto significa de 2 a 5 g. diarios de ácido linoleico. El ácido linoleico es más abundante en la leche humana que en la leche de vaca. El contenido de ácido linoleico en la grasa de la leche humana depende de la alimentación de la madre.

La necesidad de ácidos grasos esenciales se debe a la incapacidad del organismo animal para insertar enlaces dobles por debajo del carbono 9 (a contar del extremo metílico de la cadena carbonada), que es la posición en que se encuentra el enlace doble del ácido oleico.

Los ácidos grasos esenciales se encuentran asociados con los demás componentes lipídicos de las membranas celulares y son los precursores de una serie de hormonas que conocemos con el nombre de prostaglandinas.

La escasa proporción de ácido linoleico en la grasa de la leche de vaca ha dado lugar a que se recomiende la adición de aceites ricos en ácido linoleico a los preparados dietéticos destinados a la alimentación infantil, elaborados con leche de vaca. Esta recomendación ha sido incorporada en la legislación referente a la elaboración de preparados dietéticos infantiles en muchos países, España entre ellos.

No debo terminar estos comentarios sobre las grasas que se encuentran en la dieta humana sin mencionar la margarina. Este producto alimenticio fue introducido por el químico francés Mège-Mouris en 1869, como sustitutivo de la mantequilla, con motivo de la escasez de alimentos ocasionada por la guerra franco-prusiana. Las margarinas que existen actualmente en el comercio se obtienen en general por hidrogenación parcial de aceites poliinsaturados. La grasa resultante es, desde este punto de vista, una grasa monoinsaturada. Pero durante el proceso de hidrogenación se producen cambios en la configuración molecular del ácido graso que han dado lugar a preocupación ante los posibles efectos nocivos de estos ácidos grasos. No está demostrado en modo alguno que la margarina tenga efecto perjudicial, no obstante el extenso uso que de ella se hace en el mundo actual. En cuanto al efecto de la margarina sobre los niveles de colesterol en el hombre, hace ya muchos años que los experimentos realizados en nuestro laboratorio demostraron que no hay diferencia entre el efecto de la margarina y el de otras grasas de igual grado de insaturación, no sometidas previamente al proceso de hidrogenación.

La legislación vigente en muchos países obliga a enriquecer la margarina con vitaminas A y D. Debido al elevado consumo de margarina en algunos países, este alimento constituye una importante fuente de vitaminas en la dieta habitual. En la Gran Bretaña, el consumo de margarina es responsable de un 6 por ciento de la energía total de la dieta media, y de un 11 por ciento de su contenido en vitamina A.

Una cuestión de gran importancia actual es el papel que las grasas de la dieta desempeñan en la regulación de las concentraciones de colesterol y lipoproteínas en el plasma sanguíneo, así como su papel en el desarrollo de ciertas enfermedades. Esta cuestión se consideró al ocuparnos de las relaciones entre dieta y salud.

Cereales, leguminosas y tubérculos

Los cereales han sido el principal sustento de la humanidad desde el comienzo de la agricultura, y lo son también en el mundo actual. Puede hablarse de hecho de tres civilizaciones, cada una de las cuales depende de un cereal: la civilización occidental, que depende del trigo y el pan; la civilización oriental, que depende del arroz; y la civilización de las poblaciones primitivas del continente americano, dependiente del maíz.

En los países desarrollados, sólo una parte de los cereales producidos es consumida directamente por el hombre. En algunos de ellos, una cantidad de cereales muy superior a la directamente consumida por el hombre es empleada para la alimentación del ganado, con destino a la producción de carne. En realidad, los habitantes de estos países consumen, de manera indirecta, una cantidad de cereales muy superior a la que puede deducirse del análisis de sus dietas.

Un trozo de carne de 100 g. y contenido medio de grasa puede tener un valor calórico de unas 270 kilocalorías; pero para producirlo habremos tenido que suministrar unas 1.600 a 1.900 kilocalorías de pienso al animal del que lo obtuvimos. Si el animal ha sido alimentado con maíz, por ejemplo, esto equivale a algo así como medio kilo de maíz que, evidentemente, no aparece en la mesa y que, lógicamente, no incluimos en nuestros cálculos. Menciono esto para que el lector pueda comprender que la importancia de los cereales en la alimentación humana no se limita a los que consumimos como tales o en forma de productos elaborados con cereales, como el pan, las pastas italianas, los cereales de desayuno, las galletas, etc. Los cereales, singularmente el maíz en el mundo actual, contribuyen de manera muy importante a nuestra alimentación a través de la carne, cuya producción depende en buena medida de la disponibilidad de cereales.

Aparte del trigo, el arroz y el maíz, que acabo de mencionar, otros cereales, como el mijo (sorgo), la cebada, la avena y el centeno son parte de la dieta humana.

La composición del grano entero de los cereales, como puede deducirse de los datos que presento en la tabla X, responde a un patrón relativamente uniforme.

TABLA X

COMPOSICION APROXIMADA DEL GRANO ENTERO DE ALGUNOS CEREALES (TRIGO, ARROZ, MAIZ, MIJO, AVENA Y CENTENO) POR 100 GRAMOS DE PESO

(Calculada utilizando datos de Davidson y Passmore, 1986)

Energía, kilocalorías	300-380
Hidratos de carbono, gramos	60-75
Proteínas, gramos	7-12
Grasas, gramos	2-8
Calcio, miligramos	15-60
Hierro, miligramos	3,5-6,0
Tiamina, miligramos	0,25-0,50
Riboflavina, miligramos	0,10-0,13
Niacina, miligramos	1,2-5,0

Los cereales no contienen vitamina A (excepto el caroteno contenido en el maíz amarillo) ni vitamina C (ácido ascórbico), D (colecalciferol) y B_{12} (cianocobalamina).

Son todos alimentos de bajo contenido de agua y valor calórico bastante elevado, debido principalmente a su elevado contenido de hidratos de carbono (almidón), que oscila entre un 60 y un 75 por ciento del peso total del grano. Su contenido de grasa es bajo, encontrándose los valores mínimos en el arroz y los máximos en la avena. Las proteínas constituyen por término medio un 10 por ciento del peso del grano, con un valor mínimo para el maíz y máximo para la avena. Estas proteínas son de bajo valor biológico. Desde este punto de vista, las mejores son las del arroz y las peores las del maíz. El aminoácido limitante es en todas ellas la lisina, pero la proteína del maíz es además deficiente en triptófano.

Los cereales contienen cantidades no despreciables de algunos de los minerales indispensables para nuestra nutrición, como el calcio, el hierro y el zinc, pero la absorción de estos metales está dificultada cuando se consume el grano entero, o harinas del mismo de elevado grado de extracción, debido a la presencia de ácido fítico.

Los cereales contienen tiamina, riboflavina y niacina en cantidades inferiores a las que se encuentran en la carne, pero contribuyen de manera importante al contenido de estas vitaminas en la dieta de muchos países. La riboflavina es la que se encuentra en menor proporción y la tiamina presenta su valor mínimo en el arroz y máximo en la avena. Las concentraciones más bajas de niacina se encuentran en el centeno, la avena y el maíz, y la más elevada en el trigo. Todos los cereales están desprovistos de vitamina A, excepto el maíz que contiene carotenos, a los que debe su color. El contenido de caroteno del maíz amarillo, expresado como beta-caroteno, puede llegar a 0,8 mg. por 100 g. Carecen también de ácido ascórbico (vitamina C), y contienen pequeñas cantidades de vitamina E, piridoxina y folacina.

Los nutrientes esenciales contenidos en el grano de los cereales se distribuyen muy irregularmente entre las distintas estructuras del mismo. Debido a ello, las distintas maniobras a las que son sometidos los granos de los cereales antes de llegar a nuestra mesa ejercen una influencia decisiva sobre las propiedades nutritivas del producto resultante.

Cuando los cereales se muelen para obtener harina, el contenido de minerales y vitaminas disminuye sensiblemente, conforme disminuye el grado de extracción de la harina (el porcentaje del peso del grano que aparece en forma de harina). La harina de trigo de un 70 por ciento de extracción contiene solamente una cuarta parte de la riboflavina y una tercera parte de la tiamina que se encuentra en el grano entero, o en la harina de grado de extracción 100 por ciento.

La concentración de minerales como el hierro y el zinc también baja al disminuir el grado de extracción, pero su absorción es mejor, debido a la eliminación del ácido fítico. Por esta razón, las críticas contra las harinas muy refinadas, esgrimidas por los entusiastas de la *alimentación natural,* no están del todo justificadas. Lo mismo ocurre con respecto al residuo no digestible (fibra). Es verdad que el contenido en fibra de las harinas de bajo grado de extracción es menor que el de la harina integral; pero también lo es que los cereales, tal como son consumidos en los países desarrollados, contribuyen de manera importante al aporte de fibra y nutrientes esenciales de la dieta media.

La contribución de los cereales al valor nutritivo de las dietas consumidas en un país como la Gran Bretaña puede apreciarse en los siguientes datos de Buss y sus colaboradores (1985). Los cereales y sus derivados (pan, etc.) aportan un 29 por ciento de la energía total de la dieta, un 25 por ciento de sus proteínas, casi el 50 por ciento de sus hidratos de carbono, un 26 por ciento del calcio, un 40 por ciento del hierro, un 29 por ciento de la tiamina, y un 48 por ciento de la fibra.

En algunos países se venden harinas de trigo enriquecidas con minerales y vitaminas a fin de asegurar un aporte adecuado de dichos nutrientes a las personas en cuyas dietas el pan y otros productos elaborados con harina de trigo constituyen los alimentos principales. El pan es la forma en que el trigo es principalmente consumido en muchos países, es también el símbolo de nuestra alimentación; pero el pan, no obstante sus evidentes virtudes, tiene también evidentes limitaciones en cuanto a su valor nutritivo se refiere. El aforismo *no sólo de pan vive el hombre* puede aplicarse indudablemente a su papel en la alimentación del hombre.

No todas las harinas de cereales son apropiadas para la elaboración de pan. El proceso de panificación requiere la presencia de gluten, una mezcla de proteínas cuyos principales componentes son la gliadina y la glutelina. El gluten confiere a la masa de pan las características físicas que le permiten mantener su cohesión y la elasticidad necesaria para que pueda distenderse por el gas formado durante la fermentación. El trigo contiene más gluten que ninguno de los otros cereales. El centeno, la avena y la cebada lo contienen en menor proporción, y está ausente en el arroz.

Aparte de su importancia para la industria del pan, el gluten posee importancia médica. Algunas personas padecen una especial sensibilidad al gluten, o mejor dicho a una de sus proteínas, la gliadina. El consumo de alimentos que contienen gluten produce en estas personas graves lesiones intestinales, diarreas y dificultades en la absorción intestinal. Las manifestaciones de esta enfermedad suelen aparecer en los primeros años de la vida, pero pueden observarse en todas las edades. El tratamiento de estos enfermos exige la eliminación de la dieta de todos los alimentos que contienen gluten.

El elevado contenido de gluten de los llamados trigos duros es lo que les hace particularmente adecuados para la fabricación de las pastas italianas.

El pan blanco corriente contiene aproximadamente un 8 por ciento de proteínas, un 2 por ciento de grasa y un 48 por ciento de hidratos de carbono. Su valor calórico es del orden de 240 kilocalorías por 100 g.

El arroz, que constituye el alimento fundamental de los pueblos orientales, no es consumido generalmente después de molido, sino en forma de grano. Pero antes de consumirlo es preciso eliminar la envoltura dura que lo rodea. Esta maniobra se realizaba, tradicionalmente, machacando el grano entero de arroz en un mortero. El resultado es un grano de arroz que contiene cantidades variables de sus capas superficiales y una cierta proporción de vitamina B_1 (tiamina). Otro procedimiento tradicional es el que llamamos *sancochado* (*parboiling* en inglés), que consiste en incubar el grano en agua y someterlo a la ebullición antes de machacarlo una vez secado al sol. Este procedimiento conserva la mayor parte de la vitamina B_1, bien porque ésta difunda desde las capas externas del grano al endospermo donde se encuentra el almidón, o bien porque la capa que contiene la mayor proporción de la vitamina se quede adherida al almidón.

No es sorprendente que la introducción de máquinas para llevar a cabo el descascarillado del arroz diese lugar a un aumento alarmante en el número de casos de *bebi beri* observados en diferentes países asiáticos. Así pudo establecerse la relación entre el consumo de arroz descascarillado y el desarrollo del *beri beri,* uno de los pasos fundamentales en el descubrimiento de las vitaminas.

El maíz es utilizado en los países occidentales, principalmente para la alimentación de los animales. Pero el maíz es todavía un componente fundamental de la dieta consumida en Centroamérica, Suramérica y en algunas zonas de Africa. Es interesante recordar que la introducción del maíz en Europa dio lugar a la aparición de una enfermedad hasta entonces desconocida que denominamos *Pelagra,* y que es, fundamentalmente, una carencia de niacina. La primera descripción de esta enfermedad, como ya se ha señalado, se debe a Gaspar Casal en 1735, quien observó su aparición entre los campesinos de ciertas zonas de Asturias que se alimentaban casi exclusivamente de maíz.

Leguminosas

Las legumbres secas (judías, garbanzos, lentejas, etc.) han sido parte importante de la alimentación de la humanidad desde épocas muy remotas. Son en la actualidad una parte importante de la dieta de los países orientales; pero su consumo ha descendido notablemente en los países europeos, como ocurre en España.

En muchos aspectos, la composición de las semillas de leguminosas es comparable a la de los granos de cereales. El contenido de proteínas es mayor en las leguminosas (un 20 por ciento aproximadamente). Las proteínas de las leguminosas son también de bajo valor biológico, debido principalmente a su bajo contenido en aminoácidos azufrados. Pero son ricas en lisina y, como tantas veces he dicho, suplementan muy eficazmente a las proteínas de los cereales. Una mezcla de cereales y leguminosas se comporta como una proteína de buena calidad. El contenido de grasas e hidratos de carbono es también muy parecido. La soja, con un elevado contenido de grasa y bajo contenido de hidratos de carbono, es la excepción más notable.

También es parecido el contenido de minerales y vitaminas, aunque el contenido de riboflavina tiende a ser inferior al de los cereales en las leguminosas. Dado que las leguminosas no son sometidas a molienda o descascarillado antes de ser empleadas, no experimentan las pérdidas de estos nutrientes que hemos descrito para los cereales.

Las leguminosas, como los cereales, carecen de vitamina B_{12} y de vitamina C (ácido ascórbico), pero forman cantidades notables de esta última vitamina durante la germinación, que alcanza su máximo a las treinta horas de iniciarse ésta.

Las leguminosas son consideradas por muchas personas como alimentos de difícil digestión, creencia que no está justificada en el caso de las personas normales. Es verdad que las leguminosas, principalmente las judías, causan flatulencia, debido a su contenido en ciertos oligosacáridos que nuestro aparato digestivo no es capaz de digerir. Los tres principales oligosacáridos son la rafinosa, la verbascosa y la estaquiosa (formados respectivamente por la unión de tres, cuatro y cinco moléculas de monosacáridos). Al no ser digeridos, estos oligosacáridos pasan al intestino grueso, donde son atacados por las bacterias con producción de gas.

La soja, antes mencionada, posee un elevado contenido de grasa (18 por ciento) y sus proteínas son de buena calidad. El aceite de soja es utilizado sobre todo para preparar salsas (mayonesa, etc.), para fabricar margarinas y para el consumo humano directo. Los preparados proteicos obtenidos de la soja desempeñan un papel importante en la alimentación animal. Uno de ellos, la llamada *proteína vegetal texturizada* (TVP), se emplea en la alimentación humana.

La soja es un ingrediente importante de la cocina china, que la utiliza en formas muy variadas.

Prácticamente todas las leguminosas contienen sustancias que pueden dificultar la digestión (antitripsinas), pero estas sustancias son inactivadas durante la cocción y no constituyen un peligro para el hombre. Algunas leguminosas, como la almorta *(Lathyrus sativus),* contienen sustancias que causan graves lesiones en el sistema nervioso. El consumo de grandes cantidades de almortas, como componente casi exclusivo de la dieta, produce la enfermedad conocida con el nombre de *latirismo,* caracterizada por una parálisis espástica de las extremidades inferiores. Numerosos casos de esta enfermedad fueron observados en las provincias de Ciudad Real y Toledo, al fin de la guerra civil, en personas que se alimentaban casi exclusivamente de almortas.

Patata

El más importante de los tubérculos alimenticios es la patata. Originaria de América (Perú), tardó casi trescientos años en ser aceptada por la población europea, pero es hoy un alimento fundamental en la dieta de nuestro continente.

Debido a su elevado contenido de agua (alrededor de un 75 por ciento), su valor calórico es sólo de unas 80 kilocalorías por 100 g. Contiene aproximadamente un 18 por ciento de hidratos de carbono (almidón) y un 2 por ciento de proteínas, que figuran entre las de mejor calidad de las proteínas vegetales. Una característica importante de la patata es su contenido de ácido ascórbico, que puede estimarse en unos 20 mg. por 100 g. Aunque parte de este ácido ascórbico se destruye por la cocción, a menos de tomar medidas para evitarlo, la patata aporta una fracción importante de la vitamina C a las dietas de países que no disfrutan de la abundancia de frutas que disfrutamos en España. En la dieta inglesa media, casi un 20 por ciento de la vitamina C procede de la patata. En España el consumo de patatas muestra notables variaciones de una región a otra. El consumo máximo se observa en Galicia.

El valor energético de las patatas producidas por unidad de superficie de cultivo es unas tres veces mayor que el de los cereales cultivados en condiciones comparables.

La patata es uno de los pocos alimentos que se han mostrado capaces de mantener un satisfactorio estado de nutrición cuando constituyen prácticamente el único componente de la dieta. En 1913 el investigador danés Hindhede demostró que era posible vivir en perfecto estado de salud durante trescientos días con una dieta compuesta por entre 2 y 4 kg. de patatas por día y un poco de margarina.

Al lado de la patata debo mencionar las batatas y los boniatos, cuyas composiciones son muy parecidas a la de la patata. Se distinguen de ella por contener cantidades importantes de caroteno, que en algunas variedades de color amarillo intenso o rojo puede llegar a 4,5 mg. por 100 g. de parte comestible.

Hortalizas y verduras

Este grupo incluye un gran número de alimentos de origen vegetal, cuya parte comestible corresponde a distintas estructuras de la planta de las que se obtienen. Se trata, en algunos casos, de hojas, como la lechuga, las espinacas y la col; en otros de raíces como las cebollas, los nabos, los rábanos y las zanahorias. A veces son tallos, como el apio y el cardo, y en otros frutos, como el tomate, la berenjena y el pepino, o inflorescencias, como la coliflor y las alcachofas. Distintas partes de la planta pueden ser usadas como alimentos en miembros de una misma familia botánica.

La variedad de colores, que va desde el verde de la lechuga o el pimiento verde, al amarillo naranja de la zanahoria, el rojo del tomate o el pimiento rojo y el morado de la lombarda y la berenjena, es otra característica de este grupo de alimentos.

La diversidad de estructuras y colores de los miembros de este grupo contribuye al atractivo de la dieta de la que forman parte, y es muy posible que ésta haya sido una de las razones que movieron inicialmente a su empleo. Se cree que la introducción de las hortalizas y verduras en la alimentación humana es reciente.

En la Edad Media, el consumo de hortalizas y verduras estaba prácticamente limitado a las comunidades religiosas que las cultivaban en el huerto de sus conventos. Se supone que el empleo de estos alimentos no se generalizó hasta la época de la Reforma, extendiéndose por Europa en los siglos XVII y XVIII y aumentando el número de especies cultivadas, algunas de las cuales, como el tomate, procedían del Nuevo Mundo.

La inclusión de tan diversos géneros alimenticios en un mismo grupo está justificada por la relativa uniformidad de su composición química y de sus propiedades nutritivas.

Se trata en todos los casos de alimentos con elevado contenido de agua (70 a 90 por ciento) y bajo valor calórico (10 a 50 kilocalorías por 100 g.), suministradas principalmente por los hidratos de carbono. El contenido de hidratos de carbono en pocos casos es mayor del 10 por ciento. Las cifras representativas son de un 3 por ciento para las verduras y de un 5 por ciento para las hortalizas. Por esta razón, las patatas, con mayor contenido de hidratos de carbono, no son incluidas en este grupo. El contenido de grasa raramente es superior a un 0,5 por ciento. 18%

La principal contribución de este grupo de alimentos a la nutrición humana se debe a su contenido de minerales y vitaminas. El contenido de minerales y vitaminas es generalmente bajo en términos absolutos; pero es considerable si se tiene en cuenta el bajo valor calórico de estos alimentos.

Las cantidades de calcio pueden estimarse entre 25 y 100 mg. por 100 g. para las hortalizas, y de 0,5 a 25 mg. por 100 g. para las verduras. Las cifras representativas de contenido de hierro son 5,0 mg. por 100 g. para las verduras y 1,5 para las hortalizas.

El lector debe darse cuenta de la gran variabilidad del contenido de hierro, tanto de una especie a otra como dentro de una misma especie. Esta variabilidad es tan grande que algunos autores dudan de la utilidad de las tablas de composición de alimentos cuando se trata de calcular la contribución de estos productos al contenido de hierro de una dieta. En todo caso, es importante recordar que este grupo de alimentos es responsable de un 12 por ciento del contenido total de hierro de la dieta británica media. No es seguro que todo el hierro contenido en estos alimentos sea absorbido con facilidad; pero es muy posible que su absorción se vea favorecida por la presencia de ácido ascórbico.

Las verduras contienen abundantes cantidades de carotenos, la mayor parte en forma de beta-caroteno, que se transforma en vitamina A en nuestro organismo. Se ha propuesto una cifra representativa de 1,8 mg. por 100 g. Las hortalizas y verduras aportan, en forma de caroteno, un 24 por ciento del contenido total de vitamina A de la dieta media británica. Es de interés señalar que esta contribución es un poco mayor que la de la leche y sus derivados y el grupo de grasas y aceites, y ligeramente inferior a la contribución del grupo de la carne. Esto debe servir para poner de relieve un aspecto importante del papel de este grupo de alimentos en la nutrición del hombre.

Las hortalizas y verduras poseen, en general, cantidades de ácido ascórbico no muy elevadas, pero que constituyen una parte importante del contenido total de esta vitamina en las dietas consumidas en los países desarrollados. Teniendo en cuenta la variabilidad de los datos, podemos aceptar como valor representativo de 30 a 50 mg. por 100 g. para las verduras y de 25 mg. por 100 g. para las hortalizas. En conjunto, el grupo que nos ocupa aporta un 28 por ciento del contenido total de ácido ascórbico de la dieta británica media. La vitamina C se destruye fácilmente durante la cocción; pero, como afirman algunos autores, una ración diaria (unos 100 g.) de estos alimentos, aún maltratada por el cocinero, puede suministrar vitamina C suficiente para evitar la aparición de escorbuto.

Los alimentos de este grupo contienen folacina en proporción del orden de 50 microgramos por 100 g. para las verduras y de 10 para las hortalizas. No dispongo de datos para calcular cuál es la contribución de las hortalizas y verduras al contenido total de folacina de la dieta corriente en los países desarrollados. La opinión general es que el contenido de folacina, junto con el de caroteno y el de vitamina C, es una de las tres contribuciones principales de este grupo de alimentos a la nutrición humana.

Las cantidades de tiamina, riboflavina y niacina contenidas en los alimentos de este grupo es inferior a las que se encuentran en los cereales y las leguminosas, pero su contribución no es despreciable.

Los alimentos incluidos en este grupo proporcionan un 9 por ciento de la tiamina total de la dieta británica media, cifra que se aproxima a la suministrada por la leche y sus derivados (11 por ciento).

Debo mencionar, finalmente, que este grupo de alimentos es abundante en residuo no digestible y contribuye en proporción elevada al aporte total de fibra de las dietas consumidas en los países avanzados.

En resumen, pues, se trata de un grupo de alimentos que además de dar atractivo y variedad a la dieta, contribuye eficazmente a su contenido en nutrientes esenciales. Los alimentos de este grupo no deben faltar en la dieta diaria. Debido a su bajo valor calórico, estos alimentos son particularmente valiosos en las dietas de las personas preocupadas por el exceso de peso.

FRUTAS

Igual que el grupo anterior, este grupo contiene una gran variedad de alimentos de muy diverso color, sabor y aroma, que contribuyen al atractivo de nuestra dieta.

El valor energético de las frutas es generalmente muy bajo, debido a su elevado contenido de agua (75 a 90 por ciento). Un valor medio representativo es el de 50 kilocalorías por 100 g., derivadas principalmente de los hidratos de carbono cuya concentración media es del orden de 10 mg. por 100 g. Los hidratos de carbono se encuentran principalmente en forma de fructosa y de glucosa, y su concentración aumenta durante la maduración. Las frutas maduras no contienen almidón.

Las frutas contienen pequeñas cantidades de proteínas y de grasa, del orden de 0,5 por ciento en ambos casos.

La excepción más notable es el plátano, que contiene un 20 por ciento de hidratos de carbono, que en el plátano maduro está formado principalmente por sacarosa, fructosa y glucosa. Contiene aproximadamente un 1 por ciento de proteínas y su valor calórico es de 80 a 85 kilocalorías por 100 g. de parte comestible.

Los plátanos maduros se digieren con facilidad y son útiles en la alimentación infantil. Por carecer de gluten, son particularmente valiosos en la dieta de las personas que padecen sensibilidad a esta proteína.

Una característica importante de las frutas es su contenido en una serie de ácidos orgánicos que no son nutrientes esenciales para nuestro organismo. Entre ellos tenemos el ácido cítrico (frutas cítricas, tomates y otras), ácido málico (manzanas, ciruelas, tomates), ácido tartárico (uvas), ácido oxálico (fresas) y ácido benzoico en otras.

La presencia de estos ácidos y el sabor que confieren a algunas frutas ha dado lugar a que éstas sean consideradas *alimentos ácidos* y otra considerable cantidad de insensateces, propaladas por algunas autotituladas autoridades en nutrición, y aceptadas por parte del público y, lo que es peor, por algunos médicos.

Ninguno de los alimentos que contienen estos ácidos orgánicos alcanza la acidez del jugo gástrico. El organismo humano oxida con gran rapidez ácidos como el cítrico y el málico, que son formados continuamente en él y son parte de un importante ciclo metabólico (ciclo de Krebs).

El ácido benzoico es eliminado por el riñón, conjugándose con el aminoácido glicina en forma de ácido hipúrico. El ácido tartárico no es absorbido y el oxálico se absorbe con dificultad. Los datos bien documentados de la literatura indican que el cuerpo humano es capaz de deshacerse sin dificultad de los ácidos orgánicos existentes en una gran cantidad de fruta. Las frutas, y los alimentos vegetales en general, son en realidad alimentos productores de álcali. Es bien conocido desde hace más de un siglo que los animales herbívoros, como el conejo, eliminan orina alcalina. Los ácidos orgánicos de las frutas no producen acidosis. Los inconvenientes atribuidos a las frutas a causa de su acidez, la necesidad de abstenerse de ellas en determinadas circunstancias, de no mezclarlas con otros alimentos, etc., son simplemente patrañas. El contenido en ácidos orgánicos de la fruta decrece con la maduración.

Aunque algunas frutas contienen cantidades modestas de caroteno, la principal contribución de las frutas a la nutrición humana se debe a su contenido de ácido ascórbico (vitamina C). La cifra representativa para el grupo en conjunto es de 30 mg. por 100 g., pero hay considerables diferencias de unas frutas a otras. Las grosellas negras contienen unos 200 mg. de ácido ascórbico por 100 g., las fresas 60 mg., los cítricos (naranjas, limones, pomelos) de 40 a 50, el melón 50 mg., el plátano 10 mg. y la manzana y las cerezas 5 mg.

Las frutas aportan un 44 por ciento del contenido total de ácido ascórbico de la dieta británica media.

Puesto que muchas frutas se consumen habitualmente en crudo, no experimentan las pérdidas de ácido ascórbico ocasionadas por la cocción.

Algunas frutas, como tantos otros alimentos, pueden contener sustancias que no son indispensables para nuestra nutrición y pueden ejercer efectos nocivos. Tal es el caso de una variedad de plátano consumido en Africa, que contiene 5 hidroxitriptamina. Las personas que consumen habitualmente estos plátanos eliminan por la orina entre 20 y 100 mg. diarios de ácido 5 hidroxiindol acético, que es el producto de oxidación de la 5 hidroxitriptamina en el organismo. Se ha propuesto que la hidroxitriptamina es responsable de una dolencia cardíaca (necrosis endomiocárdica) frecuente en las zonas de Africa en las que el plátano mencionado es un alimento común. Esta hipótesis no ha sido confirmada.

Las frutas contienen residuo no digestible y son útiles para el mantenimiento de la motilidad intestinal; pero su contribución al contenido total de fibra de las dietas consumidas en los países desarrollados es mucho menor que la del grupo de hortalizas y verduras.

Los frutos secos (pasas, orejones, higos secos, etc.) son una fuente concentrada de energía que puede alcanzar 200-250 kilocalorías por 100 g., debido a su elevado contenido de hidratos de carbono que puede superar el 50 por ciento del peso.

Las frutas son, pues, una valiosa adición a la dieta diaria, a la que confieren variedad y atractivo, desempeñando un papel importante en el suministro de vitamina C.

Un grupo particular de frutas está constituido por los que llamamos frutos con cáscara o frutos oleaginosos, como la almendra, la avellana y la nuez. A ellos podría añadirse el cacahuete, que es en realidad la semilla de una leguminosa. Por su contenido proteico se parecen a las leguminosas (18 a 20 por ciento), pero poseen menos hidratos de carbono (16 a 20 por ciento) y mucha más grasa (50 a 60 por ciento). Son, en consecuencia, alimentos de considerable valor calórico (alrededor de 600 kilocalorías por 100 g. de parte comestible). Contienen vitaminas de grupo B y minerales en proporciones comparables a las de las semillas de leguminosas. No son, en general, parte importante de la dieta habitual, aunque gozan de gran reputación entre los partidarios de la alimentación *natural*.

Resumen

La descripción, evidentemente incompleta, de las características de los distintos grupos de alimentos que acabo de presentar, debe servir para que el lector comprenda las diferencias que entre ellos existen en cuanto a su composición y propiedades nutritivas, así como su papel en la dieta humana.

En las dietas consumidas en los países desarrollados, casi la mitad de los hidratos de carbono proceden de los cereales. La otra mitad proviene de las hortalizas y verduras (incluyendo las patatas) y del azúcar. El consumo de azúcar varía notablemente de unos países a otros. Es del orden de 50 kg. por cabeza de población por año en Estados Unidos y de 26 a 28 kg. en España.

Las grasas de la dieta se dividen habitualmente en grasa visible y grasa invisible. Llamamos grasa visible a la que añadimos a los alimentos durante su preparación, o en la mesa. Esta grasa procede del grupo de grasas y aceites y suele constituir más de la mitad de la grasa total consumida. La que llamamos grasa invisible procede de la carne, la leche, el queso, los huevos y los cereales.

En las dietas consumidas en los países desarrollados, más de la mitad de las proteínas totales proceden de la carne, la leche, el queso, los huevos y el pescado. Una cuarta parte, aproximadamente, procede de los cereales y el resto de las hortalizas y verduras, incluyendo las patatas y las leguminosas. Debido a la proporción de proteínas de origen animal, la proteína total de estas dietas puede considerarse de buena calidad.

El calcio procede principalmente de la leche, los cereales y las leguminosas, mientras que el hierro procede principalmente de la carne, los cereales, las leguminosas y las hortalizas y verduras.

La vitamina A procede en tres cuartas partes de la leche y sus derivados, incluida la mantequilla, la carne y los huevos. La otra cuarta parte, en forma de caroteno, procede de las hortalizas y verduras. En los países con elevado consumo de margarina, este alimento aporta una fracción importante de la vitamina A de la dieta.

La vitamina C procede prácticamente en su totalidad de las hortalizas y verduras (incluidas las patatas) y de las frutas frescas.

Aproximadamente la mitad de las vitaminas del grupo B proceden de los cereales, las leguminosas y el resto de las hortalizas y verduras, la carne, los huevos, la leche y el queso.

Recuérdese que la vitamina B_{12} no existe en los productos vegetales. Su presencia en la dieta depende por consiguiente de los productos animales en ella contenidos.

VI. CONDUCTA RACIONAL ANTE LA CONFUSION DIETETICA

Espero que el lector cuya paciencia le haya ayudado a llegar hasta aquí habrá podido encontrar la información necesaria para hacer una crítica racional de cualquier dieta. No obstante, y aun a riesgo de incurrir en más repeticiones, creo que será útil recordar algunos de los criterios que deben ser tenidos en cuenta al emprender dicha tarea.

1. Lo primero que a mi juicio debe hacerse es estudiar la composición de la dieta para tratar de ver si su contenido de energía y nutrientes esenciales es adecuado para la persona a quien se destina. El análisis del modelo de distribución de alimentos presentado en las Tablas II, III y IV puede servir de guía en esta empresa.

Muchas veces es difícil llevar a cabo este examen, porque las descripciones de muchas de las dietas hoy en circulación son, intencionadamente, tan imprecisas que no hay manera de saber cuáles son los alimentos recomendados ni las cantidades de los mismos. En tal caso, creo que lo mejor que puede decirse es que el proponente de la dieta no ha pensado bastante en las condiciones que la dieta debe satisfacer para ser aceptable desde el punto de vista del conocimiento científico de la nutrición.

Una dieta que prescinde de uno o más de los grupos de alimentos que hemos considerado corre el riesgo de proporcionar cantidades insuficientes de alguno o algunos de los nutrientes esenciales. Por otra parte, toda dieta que incluya alimentos desusados, a los que se atribuyen propiedades nunca justificadas racionalmente, es en principio inadmisible.

2. Son igualmente inadmisibles las dietas cuya propaganda afirma que pueden curar toda suerte de enfermedades, desde la apendicitis al cáncer, pasando por la tuberculosis, la gota, la diabetes, el reumatismo, etc. No hay dieta capaz de curar toda una serie de enfermedades en cuya génesis intervienen causas muy diversas. Tal afirmación denota ignorancia de los conocimientos médicos elementales y es un insulto al sentido común. No recuerdo que ninguno de los sistemas dietéticos actualmente en circulación ofrezca pruebas fehacientes de la eficacia del mismo en el tratamiento de tan variadas dolencias.

3. Algunos sistemas dietéticos preconizan una limitación del agua de bebida. Por las razones expuestas al hablar de las necesidades de agua, esta práctica es peligrosa. Es igualmente peligroso aconsejar la bebida de grandes cantidades de agua. En personas normales, que viven en un clima templado y no realizan trabajo físico de gran intensidad en un ambiente caluroso, la sed indica con bastante exactitud la cantidad de agua que debemos beber.

No conozco razón alguna que justifique la prohibición de beber agua durante la comida. Esta prohibición figuraba entre los consejos dietéticos de Sylvester Graham y creo que es hora de olvidarnos de ella.

4. El título de algunas dietas debe bastar para ponernos en guardia. La propaganda de ciertos regímenes dietéticos utiliza como señuelo el nombre de instituciones prestigiosas, que nada tienen que ver con la dieta en cuestión.

Circulan en la actualidad tres dietas fraudulentamente atribuidas a la prestigiosa Clínica Mayo de Rochester, Minnesota: la dieta Mayo, la dieta de dos semanas en la Clínica Mayo y la dieta de huevos de la Clínica Mayo. En el prólogo del *Manual de Dietética de la Clínica Mayo* (edición española de 1984) puede leerse, escrito con letras mayúsculas de gran tamaño: «Estas dietas no han sido elaboradas por la Clínica Mayo, ni han sido utilizadas o sancionadas por la Clínica o por sus hospitales asociados.»

Entre este grupo de dietas con nombres distinguidos ha llamado poderosamente mi atención la llamada *Dieta de los Astronautas*. Se trata de una dieta de adelgazamiento de 1.000 kilocalorías diarias que nada tiene que ver con los astronautas.

Tengo curiosidad por saber qué es lo que induce a una persona que no es un astronauta a someterse a tal dieta. Quizá piensa que puede alcanzar con ella el excelente estado físico que se supone deben tener los astronautas, porque no creo que nadie pueda adoptar esta dieta con la esperanza de pasearse un día por la Luna para perder peso. A este respecto me permitiría recordar que, efectivamente, una persona pesa en la Luna unas seis veces menos que en la Tierra. Un obeso de 120 kg. no pesa en la Luna más de 20 kg.; pero sigue tan obeso en ella como cuando estaba en la Tierra. Perdóneme el lector estas consideraciones humorísticas sobre la dieta de los astronautas.

5. Las dietas de adelgazamiento son las que ofrecen más amplio campo a la crítica racional, pero son tan numerosas, que sería necesario un volumen para ocuparse de todas ellas. Algunas, como la dieta macrobiótica en su

forma extrema (grado 7) o las dietas ricas en grasa, son censurables por las razones mencionadas al hablar de ellas. Otras, como la dieta de Beverly Hills o la dieta de Cambridge, han sido consideradas impracticables y peligrosas en Estados Unidos.

En mi opinión, toda dieta de adelgazamiento cuya propaganda afirme que con ella es posible adelgazar *sin dejar de comer* no debe ser tomada en serio. Aparte de las razones expuestas en la sección sobre dietas de adelgazamiento, quiero reproducir aquí la opinión de uno de los autores que en estos momentos goza de mayor prestigio internacional en el campo de la obesidad: el doctor J. S. Garrow. He aquí lo que puede leerse en su obra *Trate la obesidad en serio* (Londres, 1981), al comienzo del Capítulo 3: «La obesidad es un estado en el cual las reservas de energía, principalmente grasa, son excesivas. Esta situación, en consecuencia, sólo puede producirse cuando la cantidad de energía ingresada (con la dieta) es mayor que el gasto de energía. Por tanto, la situación no puede corregirse a menos que el balance de energía se invierta, de modo que el gasto energético sea mayor que la cantidad de energía ingresada.»

La reducción del valor calórico de la dieta, respetando su contenido en nutrientes esenciales, es, pues, la única forma de tratar la obesidad por medios dietéticos. Algunas de las dificultades de las dietas de adelgazamiento han sido mencionadas, y no debo repetirlas ahora. Como he dicho varias veces, nadie debe emprender una dieta de adelgazamiento sin contar con el consejo y la vigilancia del médico. Parodiando un proverbio americano, me atrevería a decir que la persona que pretende emprender una dieta de adelgazamiento por su cuenta, tiene por paciente a un necio.

La aceptación que encuentran algunas dietas inadmisibles desde el punto de vista de nuestros conocimientos científicos es quizá una manifestación de la hostilidad que hacia la ciencia sienten algunos miembros de nuestra sociedad. A estas personas sólo tengo que decirles que la magia y el milagro no son los medios más eficaces para resolver los problemas de la nutrición del hombre. Los conocimientos científicos no pueden resolver todos nuestros problemas, pero sólo ellos permiten la solución racional de los mismos.